LA MAGIA DE COCINAR SIN ALERGENOS

Guía de sustitutos para ingredientes alérgenos

LA MAGIA DE COCINAR SIN ALERGENOS

Primera Edición
Diciembre 2024

© 2024, Marian Herrera

ISBN: 9798302502988

Aviso Legal:
La información, consejos y recetas contenidas en este libro están
diseñados para propósitos educativos y no constituyen asesoramiento
médico ni nutricional. Los lectores deben considerar sus propias
necesidades alimenticias y consultar con un profesional en caso de
dudas sobre alergias o intolerancias.

Sigue a la autora:

- **Facebook:** Marian Herrera
- **Instagram:** @chefmarianherrera

A mis dos hijas, Julia y Marina
Que con su amor, risas y curiosidad, me inspiran cada día a descubrir
la magia de la cocina. A Marina, cuyo camino con las alergias me llevó
a explorar una parte sorprendente de este arte, y a Julia, porque ahora
podemos disfrutar juntas de los mismos sabores, sin peligros, y con
todo el cariño que cabe en cada plato. Este libro es para ellas, mi
mayor inspiración.

INDICE

Introducción

¡Bienvenidos a este viaje culinario donde la creatividad y la adaptabilidad son los ingredientes principales! Mi nombre es Marian Herrera, y estoy encantada de compartir contigo un mundo lleno de sabores deliciosos y opciones saludables para todos, especialmente aquellos con alergias alimentarias.

Para que me conozcas mejor, hablaré un poco de mí. Mi amor por la cocina comenzó a los 23 años, cuando puse un pie por primera vez en una cocina profesional. La magia de combinar ingredientes para crear platos únicos me atrapó por completo, y desde entonces, he dedicado mi vida a perfeccionar mis habilidades y a formarme como chef. La cocina se ha convertido en mi pasión y en mi lugar feliz, donde cada receta es una oportunidad para experimentar y aprender algo nuevo.

Mi perspectiva sobre la cocina cambió radicalmente cuando tuve a mi segunda hija. Descubrimos que era alérgica al cacahuete y a la almendra, lo que transformó los cumpleaños y otras celebraciones en un reto. No poder ofrecerle los mismos dulces y pasteles que los demás niños fue duro, pero me motivó a investigar y a experimentar con sustitutos de ingredientes alérgenos, lo cual encantó a todos. Quería asegurarme de que cada receta que preparara fuera segura y deliciosa, sin sacrificar ni un ápice de sabor o textura.

Esta experiencia personal me llevó a profundizar en el mundo de las alergias alimentarias y a descubrir las infinitas posibilidades que existen cuando se trata de sustituir ingredientes. Empecé a adaptar recetas para eliminar alérgenos comunes y pronto me di cuenta de que estas adaptaciones no solo eran necesarias, sino que también podían ser increíblemente creativas y sabrosas.

Actualmente, trabajo como sous chef en una cocina vegana y vegetariana, donde continúo explorando e innovando con ingredientes. Este entorno me ha permitido ampliar aún más mis horizontes culinarios, buscando siempre nuevas formas de sorprender a personas con platos que respeten sus necesidades dietéticas sin perder en calidad, y sobre todo aquel que tiene que descartar cierto tipo de alimentos pueda disfrutar como lo hacen todos en una celebración, por ejemplo.

Este libro está diseñado para ser tu recurso definitivo en la búsqueda de alternativas a los ingredientes alérgenos comunes. Desde la lactosa y el gluten, hasta frutos secos, huevos y soja, aquí encontrarás soluciones prácticas para cada uno. Cada capítulo proporciona una visión clara y accesible de los alérgenos más comunes, junto con sus sustitutos ideales, sus propiedades nutricionales y consejos sobre cómo combinarlos eficazmente en tus recetas.

¿Qué encontrarás en este libro?

Alternativas Alergénicas: Una guía detallada de ingredientes comunes que pueden causar alergias e intolerancias, y cómo sustituirlos sin sacrificar sabor ni textura. Aprende a reemplazar la leche, los huevos, la mantequilla, y más con ingredientes que mantienen el carácter y la calidad de tus platos favoritos.

Propiedades y Usos: Información práctica sobre las propiedades nutricionales y los usos culinarios de cada sustituto. Desde harinas sin gluten hasta leches vegetales, te ayudamos a entender cómo cada alternativa puede mejorar tus recetas y adaptarse a tus necesidades dietéticas.

Combinaciones Efectivas: Consejos y trucos sobre cómo combinar sustitutos para lograr la mejor textura y sabor en tus creaciones. Descubre qué mezclas funcionan mejor para hornear, cocinar, y preparar comidas rápidas y saludables.

Recetas Inspiradoras: Con una variedad de recetas deliciosas que utilizan los sustitutos propuestos, este libro no solo te enseña qué usar, sino cómo integrarlo en tus comidas diarias. Cada receta está diseñada para ser fácil de seguir, saludable y apta para todos los miembros de la familia.

Consejos Prácticos: Desde el almacenamiento adecuado de los ingredientes hasta ajustes en las recetas, te ofrezco recomendaciones para que tu experiencia culinaria sea sencilla y exitosa.

Ésta **"Guía de sustitutos para ingredientes alérgenos"** no es un libro de recetas (aunque habrá alguna que otra); es una herramienta valiosa para todos aquellos que desean disfrutar de una alimentación libre de restricciones sin comprometer el sabor. Con un enfoque accesible y lleno de información práctica, este libro es el aliado perfecto para cocineros caseros, padres, y cualquier persona que busque adaptar su dieta a sus necesidades o las de sus seres queridos.

En el mundo de la cocina hay infinitas posibilidades. Lo que intento transmitir con esta guía es que entiendas que con creatividad podemos crear cualquier plato, y que recetas cotidianas que contienen huevo, por ejemplo, se pueden recrear con otros ingredientes y poder disfrutar de prácticamente el mismo sabor.

¡Haz que cada comida sea una celebración de sabor y salud, sin importar las alergias!

Este libro es una invitación a explorar, a jugar con los ingredientes y a disfrutar de la cocina de una manera segura y deliciosa. No necesitas ser un chef profesional para crear platos increíbles; solo necesitas un poco de curiosidad y el deseo de probar algo nuevo.

Espero que, al pasar las páginas de este libro, te enamores de la cocina tanto como yo lo hago y descubras que, con un poco de creatividad, puedes transformar cualquier receta en una obra de arte culinaria que todos puedan disfrutar. ¡Vamos a cocinar juntos sin miedo y con mucho sabor!

Capítulo 1

Entendiendo las Alergias e Intolerancias Alimentarias y su Impacto en la Alimentación

Este capítulo te proporcionará una base sólida para comprender las alergias e intolerancias alimentarias, permitiéndote adaptar tus recetas y prácticas de cocina de manera segura y efectiva. Al continuar leyendo, descubrirás más sobre cómo hacer de la cocina un lugar inclusivo y creativo, donde todos pueden disfrutar de los sabores y texturas sin preocupaciones. Las alergias e intolerancias alimentarias son problemas de salud que afectan a millones de personas en todo el mundo, y cada día hay más personas con ellas. Entender la diferencia entre ambas y cómo impactan la alimentación es crucial para desarrollar recetas que sean seguras y deliciosas para todos. En este capítulo, exploraremos qué son las alergias e intolerancias alimentarias, sus síntomas, cómo se diagnostican y la importancia de evitar la contaminación cruzada en la cocina.

¿Qué son las Alergias Alimentarias?

Una alergia alimentaria es una respuesta del sistema inmunológico a un alimento específico que el cuerpo identifica erróneamente como una amenaza. Cuando una persona con alergia alimentaria consume ese alimento, su sistema inmunológico reacciona liberando histamina y otros químicos, lo que puede causar una variedad de síntomas.

Síntomas Comunes:

- **Problemas gastrointestinales:** Náuseas, vómitos, diarrea, y dolor abdominal.

- **Reacciones cutáneas:** Urticaria, erupciones, y enrojecimiento.
- **Síntomas respiratorios:** Dificultad para respirar, tos, y congestión nasal.
- **Reacciones severas:** Anafilaxia, que puede ser potencialmente mortal y requiere atención médica inmediata.

Pruebas para Alergias Alimentarias:

- **Pruebas cutáneas:** Se aplica una pequeña cantidad del alérgeno en la piel y se observa la reacción.
- **Análisis de sangre:** Miden los niveles de anticuerpos IgE específicos para ciertos alimentos.
- **Pruebas de provocación oral:** Se consumen pequeñas cantidades del alimento bajo supervisión médica.

Alérgenos Comunes:

- Leche
- Huevos
- Cacahuetes
- Frutos secos (almendras, nueces, etc.)
- Soja
- Trigo
- Pescado
- Mariscos

¿Qué son las Intolerancias Alimentarias?

Una intolerancia alimentaria es una reacción adversa a un alimento que no involucra al sistema inmunológico. Generalmente, ocurre cuando el cuerpo es incapaz de digerir ciertos componentes de los alimentos, como la lactosa o el gluten.

Síntomas Comunes:

- **Problemas gastrointestinales:** Hinchazón, gases, diarrea, y dolor abdominal.
- **Otros síntomas:** Dolores de cabeza, fatiga, e irritabilidad.

Intolerancias Comunes:

- **Lactosa:** Incapacidad para digerir el azúcar presente en la leche y productos lácteos.
- **Gluten:** Sensibilidad al gluten, una proteína presente en el trigo, la cebada y el centeno.
- **Histamina:** Sensibilidad a los alimentos ricos en histamina, como ciertos pescados, quesos, y embutidos.

Para diagnosticar las alergias e intolerancias alimentarias existen pruebas para saber a qué es debido los síntomas que tenemos o hemos tenido.

Pruebas para Intolerancias Alimentarias:

- **Prueba de aliento:** Para diagnosticar intolerancia a la lactosa.
- **Dieta de eliminación:** Se eliminan ciertos alimentos de la dieta y luego se reintroducen gradualmente para identificar la intolerancia.
- **Pruebas de sensibilidad:** Como las pruebas ALCAT o MRT, que analizan la respuesta del cuerpo a varios alimentos.

Impacto en la Alimentación y la Vida Diaria

- **Modificación de la Dieta**
- **Sustitución de ingredientes:** Uso de alternativas seguras para evitar alérgenos y mantener una dieta equilibrada.
- **Lectura de etiquetas:** Importante para identificar alérgenos ocultos en los alimentos procesados.
- **Planificación de comidas:** Planificar y preparar comidas seguras para evitar la exposición accidental a alérgenos.

Ocurre cuando un alimento entra en contacto con alérgenos durante la preparación, almacenamiento o servicio.

Prevención:

Usar utensilios y superficies separadas para preparar alimentos sin alérgenos.

Lavar bien las manos y los utensilios después de manipular alérgenos.

Almacenar los alimentos de manera separada y etiquetada.

Vivir con Alergias e Intolerancias

- **Educación:** Educarse a sí mismo y a los demás sobre las alergias y las intolerancias.
- **Comunicación:** Informar a amigos, familiares y restaurantes sobre las necesidades alimentarias especiales.
- **Preparación:** Tener siempre a mano medicamentos como antihistamínicos o adrenalina (para alergias severas).

Entender las alergias e intolerancias alimentarias es esencial para crear un entorno seguro y disfrutar de la comida sin riesgos. Este conocimiento no solo mejora la calidad de vida de quienes las padecen, sino que también abre un mundo de posibilidades culinarias al explorar nuevas recetas y técnicas. Con una planificación cuidadosa y la adopción de prácticas seguras en la cocina, es posible disfrutar de comidas deliciosas y seguras para todos.

Capítulo 2

Ingredientes Comunes y sus Sustitutos Alternativos

Muchos ingredientes comunes pueden ser problemáticos para las personas con alergias alimentarias. Aquí exploramos algunos de estos ingredientes y ofrecemos alternativas seguras que pueden ser utilizadas sin sacrificar sabor o textura.

Ingredientes Comunes, sustitutos alternativos, características y usos.

Huevo	Puré de plátano.	¼ de taza (50-60 gr.) por cada huevo. Ideal para recetas dulces como panqueques o muffins.
	Semillas de chía o linaza.	1 cucharada (15 gr.) de semillas molidas más 3 cucharadas de agua por cada huevo.
	Tofu sedoso.	¼ de taza batida (55-60 gr.) por cada huevo. Funciona bien en quichés y revueltos.

Leche de vaca	Leche de almendra.	Sabor suave, buena para la mayoría de las recetas.
	Leche de coco.	Rica y cremosa, excelente para batidos y postres.
	Leche de soja.	Alta en proteínas, puede ser sustituta en cualquier receta.
	Leche de avena.	Cremosa y rica en fibra; ideal para batidos, salsas y postres.
	Leche de arroz.	Ligera y suave; perfecta para cremas, flanes y salsas delicadas.

Mantequilla	Aceite de coco.	1:1, sustituimos la misma cantidad en recetas. Aporta un ligero sabor a coco en las recetas.
	Margarina sin lácteos.	1:1, sustituimos la misma cantidad. Buena para horneados.
	Puré de aguacate.	Útil en productos horneados, aporta humedad y grasas saludables.

Gluten (trigo)	Harina de almendra.	Aporta un sabor suave y es ideal para horneados, aunque puede requerir más humedad en la receta.
	Harina de coco.	Absorbe más líquidos, por lo que es recomendable usarla en combinación con otras harinas sin gluten.
	Harina de arroz.	Ligera y sin sabor fuerte, es una buena opción para recetas como panqueques, panes o salsas espesas.
	Harina de maíz.	Ideal para tortillas y panes sin gluten, también para espesar salsas.
	Harina de garbanzo.	Excelente para recetas saladas como tortillas y panes, y rica en proteínas.

Recordemos que no sólo existen los que estamos nombrando, debemos saber encontrar el que mejor se adapte a nuestras necesidades, estas tablas son ejemplos de los más comunes. Aquí empieza tu creatividad y curiosidad por ir probando recetas. Recuerda que la cocina es un laboratorio, ¡disfruta descubriendo!

Yogures	Yogur de coco.	Cremoso y suave, bueno para parfaits y batidos.
	Yogur de almendra.	Alternativa ligera y útil en cualquier receta que requiera yogur.
	Yogur de soja.	Cremoso y alto en proteínas, excelente en salsas, postres y smoothies.

Soja	Tempeh (Hecho de otros granos).	Hecho con granos de arroz o cebada. Excelente para platos principales.
	Seitán (Contiene gluten).	Hecho de gluten de trigo, es una alternativa proteica a la soja. Ideal para recetas saladas.
	Tofu de garbanzo.	Opción al tofu tradicional, bueno en platos salados como revueltos o curry.
	Leche de avena.	Sustituto cremoso y suave para la leche de soja, útil en café, cereales y postres.

Frutos secos	Semillas de girasol.	Pueden usarse en ensaladas, snacks o como bases para mantequillas.
	Semillas de calabaza.	Otra opción de sustituto de frutos secos en recetas saladas.
	Mantequilla de semillas de girasol.	Funciona como sustituto directo de la mantequilla, añadiendo un sabor suave.
	Coco rallado.	Se suele usar mucho en repostería.

Pescados y mariscos	Algas marinas.	Imitan el sabor del mar en sopas y salsas, ideales para quien extrañan el sabor al marisco.
	Tofu.	Absorbe sabores fácilmente, lo que lo convierte en un buen sustituto para platos de pescado, previamente marinado.
	Champiñones (especialmente shiitake).	Añade una textura carnosa y puede imitar el sabor umami del pescado en recetas como risottos y ensaladas.

1. **Puré de Plátano:** El plátano es un ingrediente mágico en la cocina, especialmente cuando necesitamos reemplazar ingredientes como el huevo en recetas para personas con alergias. Cuando usamos el plátano en recetas, nos ayuda a crear postres y panes que queden esponjosos y húmedos, sin necesidad de lácteos ni huevos. Por ejemplo, en recetas de galletas, pasteles o muffins, con solo medio plátano triturado podemos sustituir un huevo, logrando que la masa quede bien mezclada y con una textura deliciosa. Ideal para hornear, el puré de plátano añade humedad y un ligero sabor dulce a las recetas.

    Entre sus beneficios destacamos su aporte de potasio, que ayuda a nuestros músculos y nervios a estar fuertes. Contiene fibras que ayudan a la digestión, haciéndolo perfecto para recetas de repostería y su dulzura natural puede ayudar a reducir la cantidad de azúcar necesaria.

2. **Semillas de Chía o Linaza:** En la repostería, el huevo ayuda a unir los ingredientes y darles estructura. La chía y la linaza hacen algo muy similar, ya que cuando se remojan en agua, se hinchan y producen un gel que liga la mezcla, ideal para quienes no pueden consumir huevos ni plátanos. Por eso, son excelentes sustitutos en galletas, muffins, panes y otros productos de repostería. Para reemplazar un huevo, solo necesitas 1 cucharada de semillas de chía o linaza molida + 3 cucharadas de agua. Mezcla y deja reposar 5-10 minutos hasta que se vuelva viscoso.

    Entre sus beneficios destacamos que son ricas en omega-3, un tipo de grasa saludable para el corazón y tiene un sabor suave que no interfiere con el de la receta, ¡así que puedes usarlas en cualquier preparación sin preocuparte!

En resumen, estas semillas no solo son geniales para unir ingredientes sin huevo, sino que además hacen tus recetas más saludables y nutritivas.

3. **Tofu Sedoso:** El tofu sedoso es un verdadero héroe en la cocina sin alérgenos, especialmente cuando necesitamos reemplazar ingredientes como el huevo y los lácteos en recetas cremosas. Este tipo de tofu tiene una textura muy suave, casi como un yogur, y es perfecto para dar consistencia a muchos platos sin cambiar demasiado el sabor. Es un sustituto excelente para hacer cremas y rellenos suaves, similares a los de un cheesacake, una quiche o una salsa espesa. También es muy útil en recetas donde necesitamos algo que una bien los ingredientes y dé una textura rica y suave, como en tartas o pudines. Su sabor neutro lo hace súper versátil: se adapta tanto a recetas dulces como saladas. En recetas que requieran una textura cremosa o suave, puedes usar 1/4 de taza de tofu sedoso por cada huevo. Para salsas, batirlo hasta que quede cremoso y mezclar con tus ingredientes favoritos para darle sabor (como hierbas, especias o frutas).

   Entre sus beneficios destacamos que aporta proteínas vegetales de buena calidad, que son ideales para quienes no consumen carne o lácteos, es bajo en grasa y no contiene colesterol y es rico en calcio y hierro, nutrientes importantes para huesos y energía. El tofu sedoso se convierte en la base perfecta para un montón de recetas deliciosas, cremosas y seguras para todos. ¡Es ideal para dar un toque suave sin complicaciones!

4. **Leches Vegetales:** Hay muchas opciones, cada una con su propio perfil de sabor y textura. Son una opción fantástica en la cocina sin alérgenos y se han vuelto muy populares como sustitutos de la leche de vaca. Con tantas variedades, como la de almendra, avena, coco, soja, arroz y más, estas leches permiten crear recetas cremosas y deliciosas sin preocuparse por los lácteos o la lactosa. Cada tipo de leche vegetal tiene su propio sabor y textura, lo que las hace muy versátiles para

adaptarse a diferentes recetas. Algunas son más cremosas y espesas, perfectas para postres y salsas, mientras que otras son más ligeras, ideales para sopas o batidos.

- **Leche de almendra**: Suave y ligera, perfecta para casi cualquier receta.
- **Leche de coco**: Cremosa y con un toque dulce, ideal para postres y curry.
- **Leche de soja**: Rica en proteínas, funciona bien en recetas saladas y horneados.
- **Leche de avena**: Cremosa y ligeramente dulce, perfecta para salsas y bebidas.
- **Leche de arroz**: Ligera y neutra, ideal para postres suaves y sopas ligeras.

Entre sus beneficios destacamos que son naturalmente libres de lactosa y colesterol, aportan nutrientes como calcio, hierro y vitaminas y su variedad permite a las personas alérgicas o intolerantes encontrar la opción que mejor se ajuste a sus necesidades. En resumen, las leches vegetales son esenciales en la cocina sin alérgenos, ya que permiten mantener la cremosidad y el sabor de las recetas clásicas, pero de forma ligera y segura para todos.

5. **Aceite de Coco**: Es un ingrediente muy versátil en la cocina sin alérgenos, ya que puede reemplazar tanto la mantequilla como otros aceites en muchas recetas. Con su sabor suave y su textura cremosa, es perfecto para dar un toque especial y mantener la consistencia de muchas preparaciones. El aceite de coco se solidifica a temperatura ambiente, lo que lo convierte en un gran sustituto de la mantequilla en recetas de repostería. Esto permite que las masas y cremas tengan la textura adecuada, sin necesidad de lácteos. Además, su sabor suave funciona bien en tanto en recetas dulces como saladas, dando una rica textura sin sobrecargar el plato. Se puede usar como sustituto de la mantequilla: Usa la misma cantidad de

aceite de coco en lugar de mantequilla para galletas, pasteles y masas. En salsas y rellenos: Su consistencia cremosa y su punto de fusión hacen que sea ideal para crear coberturas y rellenos suaves y deliciosos.

Entre sus beneficios destacamos que aporta grasas saludables que ayudan a mantener la energía, da una textura cremosa y rica sin lácteos, haciéndolo ideal para veganos y personas con intolerancias. En la cocina sin alérgenos, el aceite de coco es como una mantequilla vegetal multiuso que permite conservar la textura y sabor de recetas tradicionales, pero de una manera mucho más inclusiva y deliciosa.

6. **Harinas Sin Gluten:** Son esenciales en la cocina sin alérgenos, ya que reemplazan a la harina de trigo, que contiene gluten, en recetas de panes, pasteles y muchos otros platos. ¡Y hay varias opciones interesantes! Desde la harina de arroz hasta la de almendra y la de coco, cada una tiene su propia textura y sabor, haciendo posible que cualquier receta sin gluten sea deliciosa.

¿Por qué son importantes las harinas sin gluten en la cocina sin alérgenos? El gluten ayuda a que las masas se unan y tengan elasticidad, y al no tenerlo, las harinas sin gluten necesitan un poco de ayuda extra (como la goma xantana o el psyllium) para lograr la textura deseada. Aun así, cada harina sin gluten aporta sus propias cualidades, y al combinarlas podemos lograr masas esponjosas, crujientes o suaves, según lo que necesitemos.

Principales harinas sin gluten:

- **Harina de arroz**: Ligera y suave, ideal para postres y galletas.
- **Harina de almendra**: Aporta humedad y un toque dulce, perfecta para muffins y panes dulces.
- **Harina de coco**: Absorbe mucha humedad, excelente en pequeñas cantidades para dar textura a las masas.

- **Harina de avena**: Suave y nutritiva, funciona muy bien en panqueques y panes.
- **Harina de tapioca**: Da elasticidad y es ideal para mezclas de harinas en panadería.

Entre sus beneficios destacamos que permiten que las personas con intolerancia o sensibilidad al gluten disfruten de sus platos favoritos, aportan fibra y nutrientes variados según el tipo de harina (la de avena, por ejemplo, aporta fibra; la de almendra, grasas saludables). Son ideales para experimentar, ya que al combinarlas se pueden lograr muchas texturas y sabores diferentes. Las harinas sin gluten son un recurso perfecto para crear recetas tradicionales y darles un giro inclusivo, saludable y lleno de sabor. Con ellas, ¡no hay receta que no pueda ser adaptada!

7. **Tempeh:** Es un ingrediente maravilloso en la cocina sin alérgenos, especialmente útil como sustituto de las proteínas animales. Hecho a base de soja fermentada (aunque también se encuentra de otros granos), el tempeh tiene una textura firme y un sabor ligeramente a nuez, lo que lo convierte en una gran opción para platos donde buscamos sabor y consistencia. El tempeh es perfecto para quienes no pueden o prefieren no consumir carne, ya que aporta proteínas completas, es decir, contiene todos los aminoácidos esenciales que el cuerpo necesita. Al ser fermentado, también es más fácil de digerir que la soja común, y aporta nutrientes esenciales. Su textura firme lo hace ideal para recetas donde necesitamos algo "sustancioso", como guisos, tacos o hamburguesas vegetales.

Sus características culinarias son:

- **Textura**: Firme y densa, lo que lo hace ideal para freír, asar, o incorporar en guisos y ensaladas. No se desintegra fácilmente al cocinarlo.

- **Sabor**: Terroso y a nuez, con un toque umami. Este sabor se puede realzar al marinarlo con salsas o especias antes de cocinarlo.
- **Valor Nutricional**: Alto en proteínas, fibra, vitaminas del complejo B, y minerales como calcio y hierro. A diferencia del tofu, el tempeh conserva toda la fibra de la soja.
- **Usos en la Cocina**: Se puede cortar en rodajas, cubos, o desmenuzar. Es versátil y puede ser utilizado como sustituto de la carne en hamburguesas, tacos, salteados, sopas, y más.

El tempeh es apreciado tanto en la cocina vegetariana y vegana por su alto contenido proteico y su capacidad de absorber sabores, lo que lo convierte en un ingrediente esencial para quienes buscan alternativas saludables y nutritivas. Entre sus beneficios destacamos que es una excelente fuente de proteína vegetal y calcio, ideal para quienes buscan opciones nutritivas sin carne. Aporta probióticos, que benefician la salud digestiva, gracias a su proceso de fermentación y su sabor se adapta bien a diferentes tipos de marinados y especias, por lo que es muy versátil.

Cómo usarlo:

- **Marinado**: Puedes marinarlo en salsa de soja sin gluten, ajo y especias, luego saltearlo o asarlo.
- **Desmenuzado**: Desmenuza el tempeh para usarlo como relleno de tacos o en salsas tipo boloñesa.
- **A la parrilla**: Su textura firme lo hace ideal para cortarlo en rodajas y asarlo.

8. **Yogures de Base Vegetal:** Son una maravilla en la cocina sin alérgenos, especialmente para quienes no pueden consumir lácteos o buscan una alternativa más ligera y digestiva. Hay varias opciones de yogures vegetales, como los de coco, almendra, soja o avena, y cada uno tiene su propio sabor y textura, haciendo posible usarlos en muchas recetas, desde

postres hasta aderezos. Aportan la misma cremosidad que los yogures de leche animal y son un sustituto perfecto en recetas que necesitan una textura suave, como mousses, salsas o rellenos para tartas. Además, aportan un toque de acidez suave que enriquece el sabor de postres y platos salados, como un buen yogur lo haría.

Entre sus beneficios destacamos que son naturalmente libres de lactosa, lo que los hace más digestivos, muchos están fortificados con calcio y probióticos, que ayudan a la salud ósea y digestiva. Pueden sustituir el yogur convencional en cualquier receta, aportando un sabor agradable y adaptándose a todo tipo de platos. En la cocina sin alérgenos, los yogures vegetales son ideales para dar textura y cremosidad sin recurrir a lácteos, logrando así recetas seguras y deliciosas para todos.

Tipos de yogures vegetales:

- **Yogur de coco**: Cremoso y un poco dulce, ideal para postres como parfaits y cheesecakes veganos.
- **Yogur de soja**: Rico en proteínas y con una textura espesa, perfecto para salsas y cremas.
- **Yogur de almendra**: De sabor suave, funciona bien en aderezos y como base para batidos.
- **Yogur de avena**: Cremoso y neutro, ideal para postres y mezclas saladas como aderezos o salsas.

9. **Semillas de Girasol y Mantequillas de Semillas:** Son excelentes sustitutos en la cocina sin alérgenos, especialmente para quienes no pueden consumir frutos secos como almendras o nueces. Las semillas de girasol son versátiles y nutritivas, y su mantequilla cremosa es una opción rica y saludable para recetas dulces y saladas. Aportan un sabor suave y ligeramente tostado que se adapta a una variedad de recetas.

Entre sus beneficios destacamos que son ricas en grasas saludables y vitamina E, que es antioxidante. Aportan proteínas vegetales y fibra, lo que las hace perfectas para añadir nutrientes a recetas y sobre todo son versátiles y combinan bien con ingredientes dulces y salados, adaptándose a cualquier tipo de plato.

10. **Crema de Coco:** Es un ingrediente mágico en la cocina sin alérgenos, especialmente para quienes buscan una alternativa a la crema de leche. Con su consistencia espesa y su sabor suave, la crema de coco es perfecta para añadir cremosidad a una gran variedad de platos, desde postres hasta salsas, sin necesidad de lácteos. Tiene una textura rica y espesa que funciona maravillosamente en recetas donde necesitamos una base cremosa, como en mousses, sopas, curry o helados. Gracias a su contenido natural de grasa, aporta una suavidad que hace que cada bocado se sienta especial. Además, su sabor es suave, por lo que combina bien tanto en recetas dulces como saladas.

Cómo usarla:

- **En postres**: Úsala como base para mousses, helados y cremas batidas.
- **En salsas y currys**: Aporta un toque cremoso a platos salados, como currys y sopas, equilibrando el picante o los sabores intensos.
- **Como cobertura**: Batida con un poco de endulzante, se convierte en una cobertura deliciosa y ligera para tartas y cupcakes.

Entre sus beneficios destacamos que es rica en grasas saludables, que aportan saciedad y ayudan en la absorción de nutrientes. Naturalmente libre de lactosa y apta para personas con intolerancia a los lácteos y aporta minerales como potasio y magnesio, lo que la hace una opción nutritiva.

En la cocina sin alérgenos, la crema de coco es un ingrediente versátil y delicioso que nos permite crear platos cremosos, suaves y llenos de sabor sin usar lácteos. Es una opción ideal para quienes buscan alternativas que no sacrifiquen la textura ni el placer de comer algo cremoso y delicioso.

Con todo esto, aprendemos que la cocina sin alérgenos puede ser igual de deliciosa y variada como cualquier otra. Al aprender a sustituir ingredientes comunes con alternativas seguras, no solo evitamos los alérgenos, sino que también descubrimos nuevas y emocionantes formas de disfrutar nuestras comidas favoritas. Experimenta con estos sustitutos y encuentra tus combinaciones preferidas, haciendo que cada comida sea una celebración de sabor y salud.

Capítulo 3

Descubriendo el Mundo de las Harinas Sin Gluten

En este capítulo, nos sumergimos en el fascinante mundo de las harinas sin gluten. Si alguna vez has pensado que hornear sin gluten es un desafío, prepárate para cambiar de opinión. Desde la harina de almendra hasta la de trigo sarraceno, cada una tiene sus propias características y aplicaciones que pueden transformar tus recetas. También hablaremos de los populares mix de harinas sin gluten y cómo puedes crear los tuyos para obtener resultados perfectos en cualquier tipo de preparación.

1. Harina de Almendra

Propiedades Nutricionales:

La harina de almendras es un ingrediente popular en la cocina sin gluten y baja en carbohidratos, debido a sus múltiples beneficios nutricionales.

- **Rica en proteínas:** Contiene alrededor de 21 gramos de proteína por cada 100 gramos de harina, lo que la convierte en una excelente fuente de proteína vegetal.
- **Alta en grasas saludables:** Aproximadamente el 50% de la harina de almendras son grasas saludables (principalmente ácidos grasos monoinsaturados), que son beneficiosas para el corazón.
- **Baja en carbohidratos:** Contiene solo alrededor de 6 gramos de carbohidratos netos por cada 100 gramos, lo que la hace adecuada para dietas bajas en carbohidratos.
- **Rica en vitamina E:** Una porción de 100 gramos aporta más del 100% del valor diario recomendado de vitamina E, un

potente antioxidante que ayuda a proteger las células del daño oxidativo.

- **Buena fuente de fibra**: Proporciona alrededor de 10 gramos de fibra por cada 100 gramos, lo que es útil para la digestión y la salud intestinal.
- **Minerales importantes**: Contiene magnesio, hierro, calcio y potasio, esenciales para diversas funciones corporales, desde la formación de huesos hasta el mantenimiento de la presión arterial.

Usos Culinarios:

La harina de almendras es un ingrediente versátil en la cocina, tiene un sabor ligeramente dulce y a nuez por lo que es especialmente popular en la repostería sin gluten y baja en carbohidratos.

Aquí algunos usos comunes:

- **Repostería:** Se utiliza ampliamente para hacer productos horneados como galletas, pasteles, tartas, y panecillos. Su textura fina y su sabor suave a nuez complementan bien una variedad de recetas.
- **Pan sin gluten:** Aporta humedad y una textura rica, haciendo que los panes sin gluten sean menos secos y más sabrosos.
- **Rebozados:** La harina de almendra se utiliza para empanar carne, pescado y vegetales, proporcionando un recubrimiento crujiente y sin gluten.
- **Rellenos y bases:** Es ideal para hacer bases de tartas y quiches sin gluten.
- **Espesante:** Puede usarse como espesante en salsas y sopas, aportando un ligero sabor a nuez y mejorando la textura.

Consejos de Uso:

- **Sustitución en recetas tradicionales:** La harina de almendra puede sustituir parcialmente la harina de trigo en muchas recetas, aunque no en una proporción 1:1 debido a su falta de gluten. Generalmente, se recomienda reemplazar el 25-50% de la harina de trigo con harina de almendra en recetas de repostería. Añadir un aglutinante como huevo o psyllium puede mejorar la textura, (el **psyllium** es una fibra natural que se obtiene de las cáscaras de las semillas de la planta *Plantago ovata*, que crece principalmente en la India y otras regiones del mundo. Esta fibra es conocida por su capacidad de absorber agua y formar un gel viscoso cuando se mezcla con líquidos, lo que le confiere propiedades útiles tanto en la cocina como en el ámbito de la salud).

- **Controlar la humedad:** La harina de almendras tiene un alto contenido de grasa, lo que puede hacer que los productos horneados sean más húmedos. Es posible que debas reducir otros ingredientes grasos en la receta (como mantequilla o aceite) o ajustar el tiempo de cocción para evitar que el producto final quede demasiado húmedo.

- **Almacenamiento:** Debido a su alto contenido de grasa, la harina de almendra puede volverse rancia rápidamente. Se recomienda almacenarla en un recipiente hermético en el refrigerador o congelador para prolongar su frescura y evitar que se oxide.

- **Tamizado:** Antes de usarla, tamiza la harina de almendras para eliminar los grumos y asegurarte de que se mezcle bien con otros ingredientes secos.

- **No para recetas de levadura:** La harina de almendra no funciona bien en recetas que requieren levadura como agente leudante (como el pan de molde tradicional) debido a la falta de gluten, que es necesario para la estructura y la elasticidad. En su lugar, úsala para recetas que no dependan de un gran aumento, como panecillos rápidos o pasteles.

- **Mezcla con otras harinas:** Para equilibrar la densidad y la humedad que aporta la harina de almendras, combínala con otras harinas sin gluten (como harina de coco, harina de arroz, o almidón de tapioca) para mejorar la textura del producto final.

En resumen:

La harina de almendra es una opción nutritiva y sabrosa para quienes buscan alternativas sin gluten o bajas en carbohidratos. Su perfil nutricional la convierte en una harina saludable, mientras que su versatilidad culinaria permite una amplia gama de aplicaciones en la cocina. Recuerda almacenar la harina adecuadamente y experimentar con mezclas de harinas para obtener los mejores resultados en tus recetas.

2. Harina de Coco

Propiedades Nutricionales:

La harina de coco es un ingrediente muy popular en la cocina sin gluten y en las dietas bajas en carbohidratos. Se obtiene al secar y moler la pulpa de coco después de extraer su aceite, y se caracteriza por ser naturalmente libre de gluten y baja en carbohidratos.

- **Alta en fibra:** La harina de coco es muy rica en fibra, con aproximadamente 40 gramos de fibra por cada 100 gramos. Esto es ideal para promover la salud digestiva y ayuda a mantener la sensación de saciedad por más tiempo.
- **Baja en carbohidratos:** Contiene solo unos 25 gramos de carbohidratos netos por cada 100 gramos, lo que la convierte en una excelente opción para dietas bajas en carbohidratos.
- **Moderada en proteínas:** Proporciona alrededor de 20 gramos de proteína por cada 100 gramos, lo que es bastante elevado para una harina sin gluten, aportando así un buen valor nutricional a las recetas.
- **Grasas saludables:** Aunque tiene un contenido moderado de grasa, estas son grasas saludables de la fruta del coco, que incluyen ácidos grasos de cadena media, que son fáciles de digerir y proporcionan una fuente rápida de energía.
- **Rica en minerales:** Contiene minerales esenciales como hierro y potasio, que son importantes para la salud sanguínea y la función muscular.

Usos Culinarios:

La harina de coco es conocida por su versatilidad en la cocina, especialmente en recetas sin gluten y bajas en carbohidratos. Aquí algunos usos comunes:

- **Repostería:** Ideal para hacer productos horneados como galletas, muffins, panes y pasteles. Tiene un ligero sabor a coco que añade un toque especial a las recetas dulces.

- **Rebozados:** Se puede usar como una alternativa sin gluten para empanar carnes, pescados y vegetales, proporcionando una textura crujiente.
- **Espesante:** Funciona como espesante en salsas, sopas y batidos, gracias a su capacidad para absorber líquidos.
- **Recetas veganas:** Útil para añadir estructura y humedad a recetas veganas que no usan huevos.

Consejos de Uso:

- **Absorbe mucho líquido:** La harina de coco es altamente absorbente, mucho más que otras harinas. Esto significa que, al usarla, necesitas agregar más líquido a tus recetas o usarla en menor cantidad. Una buena regla general es sustituir solo el 20-25% de la harina tradicional por harina de coco y aumentar los líquidos de la receta (huevos, agua, leche vegetal) para compensar.
- **Sustituciones en recetas:** No se puede sustituir 1:1 por harina de trigo u otras harinas sin gluten debido a su alta absorbencia y falta de gluten. Combinar la harina de coco con otras harinas sin gluten, como la de almendras o la de avena, puede proporcionar una mejor textura.
- **Ajusta los edulcorantes:** La harina de coco tiene un ligero dulzor natural, lo que significa que puedes reducir la cantidad de azúcar o edulcorante en tus recetas, especialmente en preparaciones dulces.
- **Almacenamiento adecuado:** Almacena la harina de coco en un recipiente hermético en un lugar fresco y seco para evitar que absorba humedad u olores. La harina de coco puede volverse rancia si no se almacena correctamente, debido a su contenido de grasa.
- **Tamiza antes de usar:** La harina de coco tiende a formar grumos, así que es recomendable tamizarla antes de usarla en recetas para asegurar una mezcla suave.
- **Experimenta con recetas:** Debido a su textura única y su capacidad de absorción, puede que tengas que experimentar un poco con las proporciones para obtener los resultados deseados en tus recetas favoritas.

En resumen:

La harina de coco es una opción saludable y versátil para quienes buscan alternativas sin gluten o bajas en carbohidratos. Aporta fibra, proteínas, y un suave sabor a coco que mejora muchas recetas. Al usarla, recuerda ajustar la cantidad de líquido en las recetas para aprovechar al máximo sus propiedades absorbentes. Con su capacidad para añadir estructura y su perfil nutricional, la harina de coco es una excelente adición a tu despensa de cocina saludable.

3. Harina de Arroz (Blanca e Integral)

Propiedades Nutricionales:

La harina de arroz es una de las harinas sin gluten más utilizadas en la cocina. Se elabora moliendo granos de arroz blanco o integral hasta obtener un polvo fino. Es un ingrediente versátil, especialmente popular en la cocina asiática y en recetas sin gluten.

- **Libre de gluten:** Al ser naturalmente libre de gluten, la harina de arroz es apta para personas con enfermedad celíaca o sensibilidad al gluten.
- **Fuente de carbohidratos:** Es alta en carbohidratos, lo que la convierte en una buena fuente de energía rápida. Este perfil la hace ideal para recetas de panificación y repostería que requieren estructura y esponjosidad.
- **Baja en grasa y proteínas:** Contiene poca grasa y proteínas en comparación con otras harinas, lo que la hace ligera y fácil de digerir.
- **Contiene fibra (harina de arroz integral):** La versión integral es más rica en fibra y vitaminas del complejo B que la harina de arroz blanco, proporcionando beneficios adicionales para la digestión y la salud metabólica.

Usos Culinarios:

La harina de arroz es muy versátil en la cocina y se utiliza en una variedad de platos y recetas tanto dulces como saladas. Aquí algunos usos comunes:

- **Repostería y panadería sin gluten:** Es ideal para hacer galletas, tartas, panes, y otros productos horneados sin gluten. Aporta una textura ligera y crujiente a las recetas.
- **Espesante en salsas y sopas:** Funciona como un excelente espesante para salsas, sopas y guisos debido a su capacidad de absorción y su suave sabor, que no interfiere con otros sabores.
- **Base para fideos y pastas:** En la cocina asiática, la harina de arroz es un ingrediente básico para la elaboración de fideos de arroz y otras pastas sin gluten, proporcionando una textura suave y un sabor neutro.
- **Recubrimientos crujientes:** Se utiliza para recubrir carnes y pescados antes de freírlos, creando una capa exterior crujiente sin el uso de harinas con gluten.

Consejos de Uso:

- **Mezcla con otras harinas sin gluten:** Para lograr mejores resultados en la repostería sin gluten, mezcla la harina de arroz con otras harinas sin gluten como la de almendras, maíz, o tapioca. Esto mejora la textura y evita que los productos horneados sean demasiado densos o quebradizos.
- **Añade goma xantana o goma guar:** Debido a la falta de gluten, los productos horneados con harina de arroz pueden necesitar un agente aglutinante adicional como goma xantana o goma guar para mejorar la elasticidad y estructura de las masas y evitar que se desmoronen.
- **Hidratación adecuada:** Las masas hechas con harina de arroz pueden requerir un poco más de líquido para mantener una textura adecuada. Asegúrate de ajustar las cantidades de agua, leche u otros líquidos en tus recetas.
- **Almacenamiento:** Guarda la harina de arroz en un recipiente hermético en un lugar fresco y seco para evitar que absorba humedad y olores. La harina de arroz integral tiene una vida

útil más corta que la harina de arroz blanco debido a su mayor contenido de aceites naturales, por lo que es mejor utilizarla más rápidamente o almacenarla en el refrigerador.

- **Textura suave y sedosa:** A diferencia de otras harinas sin gluten más gruesas, la harina de arroz tiene una textura suave y fina que es ideal para lograr una consistencia sedosa en salsas y postres.

En resumen:

La harina de arroz es un ingrediente esencial en la cocina sin gluten y se adapta bien a una amplia variedad de recetas, desde panes hasta postres y platos salados. Ofrece una textura ligera y crujiente en productos horneados, y funciona como un espesante versátil para salsas y sopas. Recuerda combinarla con otras harinas y agentes aglutinantes para mejorar la estructura de tus recetas sin gluten, y disfruta de su sabor neutro y sus beneficios para la salud.

4. Harina de Sarraceno (Trigo Sarraceno)

Propiedades Nutricionales:

La harina de sarraceno, también conocida como harina de alforfón, es una opción popular en la cocina sin gluten. A pesar de su nombre, el sarraceno no es un grano de trigo, sino una semilla que está más relacionada con la familia del ruibarbo, lo que lo hace apto para dietas sin gluten.

- **Alto contenido en proteínas:** La harina de sarraceno es rica en proteínas, con aproximadamente 13 gramos por cada 100 gramos. Contiene los ocho aminoácidos esenciales, lo que la convierte en una fuente de proteína completa, ideal para dietas vegetarianas y veganas.
- **Rica en fibra:** Contiene una buena cantidad de fibra dietética, que es beneficiosa para la digestión, ayuda a mantener la sensación de saciedad, y contribuye a regular los niveles de azúcar en sangre.
- **Sin gluten:** Naturalmente libre de gluten, es adecuada para personas con enfermedad celíaca o sensibilidad al gluten.

- **Fuente de minerales:** Proporciona minerales esenciales como magnesio, hierro, y manganeso, que son importantes para la salud ósea y el metabolismo.
- **Antioxidantes:** Contiene antioxidantes, como la rutina, que ayudan a combatir el estrés oxidativo y pueden mejorar la salud cardiovascular.

Usos Culinarios:

La harina de sarraceno tiene un sabor terroso, ligeramente a nuez, que añade profundidad a las recetas. Es muy utilizada en la cocina tradicional de muchas culturas y es muy versátil:

- **Repostería y panadería:** Ideal para hacer productos horneados como panes, galletas, muffins, y crepes. Los famosos "galettes" de Bretaña, una especie de crepe francés, se hacen con harina de sarraceno. También es excelente para pancakes sin gluten.
- **Panes sin gluten:** La harina de sarraceno puede ser la base de panes sin gluten, proporcionando una textura densa y un sabor único. A menudo se combina con otras harinas sin gluten para mejorar la textura y ligereza.
- **Pasta y fideos:** Se utiliza en la elaboración de fideos soba, un tipo de pasta tradicional japonesa que es popular en platos fríos y calientes.
- **Espesante:** Puede ser usada como espesante en sopas, salsas y guisos gracias a su capacidad para absorber líquidos y añadir cuerpo a las preparaciones.

Consejos de Uso:

- **Mezcla con otras harinas sin gluten:** La harina de sarraceno tiene una textura densa y un sabor fuerte. Combínala con otras harinas más ligeras, como la de arroz o la de almendra, para lograr una mejor textura en productos horneados y un sabor más equilibrado.

- **Ajusta los líquidos:** Debido a su alta capacidad de absorción de líquidos, puede ser necesario ajustar las cantidades de líquidos en las recetas al usar harina de sarraceno. Es útil experimentar un poco para encontrar la proporción adecuada.
- **Tamiza antes de usar:** Para evitar grumos y obtener una textura más suave, tamiza la harina de sarraceno antes de añadirla a las recetas.
- **Almacenamiento**: Al igual que otras harinas sin gluten, la harina de sarraceno debe almacenarse en un recipiente hermético en un lugar fresco y seco para evitar la absorción de humedad y olores. Dado que tiene un contenido de grasa relativamente alto, también puede volverse rancia más rápidamente, así que úsala en unos pocos meses o almacénala en el refrigerador.
- **Enfría la masa:** Para recetas como crepes o pancakes, deja reposar la masa en el refrigerador durante unos 30 minutos antes de cocinar. Esto permite que la harina de sarraceno absorba completamente los líquidos y obtenga una textura más suave y uniforme.
- **Sabores fuertes y terrenales:** El sabor único de la harina de sarraceno puede ser un poco intenso para algunas personas. Si eres nuevo en su uso, prueba empezar con una pequeña cantidad en recetas combinadas con otras harinas hasta que te acostumbres a su sabor característico.

En resumen:

La harina de sarraceno es una excelente opción para la cocina sin gluten, rica en proteínas, fibra, y minerales esenciales. Su sabor terroso y a nuez puede añadir un toque único a panes, pasteles, crepes y más. Úsala en combinación con otras harinas sin gluten para obtener la mejor textura y equilibrio en tus recetas, y aprovecha sus beneficios nutricionales para una dieta variada y saludable.

Propiedades Nutricionales:

La harina de avena es una opción nutritiva y versátil, elaborada a partir de la molienda de avena entera. Es una excelente fuente de carbohidratos complejos, fibra y varios nutrientes esenciales, lo que la convierte en una adición saludable a muchas recetas.

- **Rica en fibra soluble:** La harina de avena contiene beta-glucanos, un tipo de fibra soluble que ayuda a reducir los niveles de colesterol, estabiliza el azúcar en sangre y mejora la salud digestiva.
- **Fuente de proteínas:** Proporciona una cantidad moderada de proteína, aproximadamente 12-14 gramos por cada 100 gramos, que es más alta en comparación con otras harinas sin gluten.
- **Alta en minerales:** Es rica en minerales como magnesio, hierro, fósforo y zinc, que son importantes para la salud ósea, la función inmunológica y el metabolismo.
- **Contiene antioxidantes:** La avena es rica en antioxidantes que pueden ayudar a reducir la presión arterial y combatir la inflamación.
- **Baja en grasas saturadas:** Aunque contiene grasas saludables, tiene un bajo contenido en grasas saturadas, lo que la convierte en una opción ideal para dietas saludables para el corazón.

Usos Culinarios:

La harina de avena es extremadamente versátil en la cocina y puede utilizarse tanto en recetas dulces como saladas. Aquí algunos usos comunes:

- **Repostería y panadería:** Es perfecta para hacer galletas, muffins, panes, y pasteles. Agrega una textura suave y ligeramente masticable, además de un sabor ligeramente dulce y a nuez.
- **Espesante natural:** Se puede utilizar como espesante en sopas, guisos y salsas, proporcionando una textura más rica sin alterar significativamente el sabor.

- **Base para panqueques y gofres:** Ideal para recetas de desayuno, como panqueques y gofres, especialmente cuando se busca una alternativa más saludable y sin gluten.
- **Mezcla para rebozados:** Puede ser utilizada como una base para rebozar alimentos antes de freírlos o hornearlos, proporcionando una capa exterior crujiente y ligera.

Consejos de Uso:

- **Asegúrate de que sea sin gluten (si es necesario):** La avena en sí no contiene gluten, pero a menudo se procesa en instalaciones que también manejan trigo, lo que puede causar contaminación cruzada. Si necesitas evitar el gluten, asegúrate de comprar harina de avena certificada sin gluten.
- **Mezcla con otras harinas:** La harina de avena puede ser un poco pesada y densa por sí sola. Combínala con otras harinas sin gluten, como la de almendra o de arroz, para mejorar la textura y esponjosidad de los productos horneados.
- **Almacenamiento adecuado:** Almacena la harina de avena en un recipiente hermético en un lugar fresco y seco para evitar que absorba humedad y olores. Puede volverse rancia más rápidamente que las harinas refinadas debido a su contenido de grasa natural, por lo que es mejor utilizarla dentro de unos meses o guardarla en el refrigerador para prolongar su vida útil.
- **Uso como sustituto:** Puedes usar la harina de avena como sustituto de la harina de trigo en muchas recetas, pero debido a su diferente composición, es posible que necesites ajustar la cantidad de líquido o añadir un agente aglutinante, como goma xantana, para evitar que los productos horneados se desmoronen.
- **Prepara tu propia harina de avena:** Puedes hacer harina de avena fácilmente en casa moliendo avena arrollada o avena instantánea en un procesador de alimentos o licuadora hasta obtener un polvo fino. Esto también te permite controlar la textura y frescura de la harina.
- **Incorpora en recetas saludables:** Agrega harina de avena a batidos, yogures o como topping en frutas para aumentar la ingesta de fibra y nutrientes sin mucho esfuerzo.

En resumen:

La harina de avena es una alternativa nutritiva y versátil a las harinas tradicionales, rica en fibra, proteínas, y minerales esenciales. Es una opción excelente para recetas sin gluten o para aquellos que buscan añadir más nutrientes a su dieta. Con su sabor ligeramente dulce y su textura suave, es perfecta para una amplia variedad de recetas, desde productos horneados hasta salsas y sopas. Asegúrate de mezclarla con otras harinas sin gluten para obtener los mejores resultados en la cocina.

6. Harina de Tapioca

Propiedades Nutricionales:

La harina de tapioca es un polvo fino hecho a partir de la raíz de la yuca (mandioca), una planta tropical nativa de América del Sur. Es conocida por su capacidad de dar elasticidad y cuerpo a las recetas, especialmente en la cocina sin gluten.

- **Libre de gluten:** Naturalmente libre de gluten, lo que la hace ideal para personas con enfermedad celíaca o sensibilidad al gluten.
- **Alta en carbohidratos:** Es principalmente una fuente de carbohidratos, lo que la convierte en una opción excelente para quienes necesitan una fuente rápida de energía.
- **Baja en proteínas y grasas:** La harina de tapioca contiene muy pocas proteínas y grasas, por lo que es ligera y fácil de digerir.
- Sin alérgenos comunes: No contiene gluten, frutos secos ni soja, lo que la hace apta para dietas especiales y personas con múltiples alergias alimentarias.
- **Fácil de digerir:** Debido a su composición simple, la harina de tapioca es suave para el sistema digestivo y se recomienda a menudo en dietas de fácil digestión.

Usos Culinarios:

La harina de tapioca es una herramienta clave en la cocina sin gluten y es valorada por su capacidad para mejorar la textura de los alimentos. Aquí algunos usos comunes:

- **Mejora la textura en productos horneados:** Añade elasticidad, masticabilidad y una textura ligera a panes, pasteles, galletas y muffins sin gluten, mejorando la miga y ayudando a mantener la humedad.
- **Espesante para salsas y sopas:** Actúa como un excelente espesante en salsas, sopas, guisos y postres como pudines y natillas, ya que se disuelve fácilmente y proporciona un acabado suave y brillante sin alterar el sabor.
- **Recubrimientos crujientes:** Es ideal para usar como una cobertura crujiente para freír alimentos. Cuando se utiliza para recubrir pollo, pescado o vegetales, proporciona una capa exterior ligera y crujiente.
- **Panes y pasteles**: En combinación con otras harinas sin gluten, se utiliza para hacer pan de queso brasileño (pão de queijo) y otros panes y pasteles con una textura masticable y esponjosa.

Consejos de Uso:

- **Combínala con otras harinas sin gluten:** La harina de tapioca es mejor cuando se usa en combinación con otras harinas sin gluten como la de arroz, almendra o coco, para lograr una mejor textura y estructura en los productos horneados.
- **Usa con moderación:** Debido a su alto contenido en almidón, un poco de harina de tapioca puede ser suficiente para espesar salsas o mejorar la textura de una masa. Demasiada tapioca puede hacer que los productos horneados sean demasiado gomosos o masticables.
- **Ideal para recetas de panadería:** Si buscas una textura masticable y aireada en panes o productos horneados sin gluten, la harina de tapioca es un ingrediente esencial. Mezcla 2-3 cucharadas con otras harinas para un mejor resultado.

- **Almacenamiento adecuado:** Guarda la harina de tapioca en un recipiente hermético en un lugar fresco y seco. Dado que es un producto seco, tiene una larga vida útil, pero siempre es mejor utilizarla fresca para obtener los mejores resultados en la cocina.
- **Perfecta para alimentos crujientes:** Cuando se utiliza para rebozar alimentos antes de freír, la harina de tapioca proporciona una capa exterior extra crujiente que es ideal para aperitivos y platos fritos.
- **Hidratación adecuada:** Debido a su alto contenido de almidón, la harina de tapioca absorbe mucho líquido. Ajusta los líquidos en tus recetas para evitar una textura demasiado seca o quebradiza.

En resumen:

La harina de tapioca es una opción versátil y esencial en la cocina sin gluten, destacada por su capacidad para mejorar la textura y elasticidad de los productos horneados, así como para actuar como un espesante eficaz en salsas y sopas. Con un perfil nutricional simple y una gran capacidad de absorción, es una herramienta poderosa en recetas tanto dulces como saladas. Al usarla en combinación con otras harinas y siguiendo algunos consejos básicos, puedes aprovechar al máximo esta harina única en tu cocina sin gluten.

7. Harina de Maíz

Propiedades Nutricionales:

La harina de maíz se obtiene de la molienda de granos de maíz secos y es una de las harinas más comunes en muchas cocinas del mundo. Se utiliza tanto en recetas dulces como saladas y viene en diferentes variedades según su nivel de molienda (fina, media o gruesa).

- **Libre de gluten:** Naturalmente sin gluten, lo que la convierte en una opción excelente para personas con enfermedad celíaca o sensibilidad al gluten.
- **Fuente de carbohidratos complejos:** Alta en carbohidratos, proporcionando energía duradera. Ideal para incluir en dietas

que requieren un suministro constante de energía, como la de los deportistas.

- **Rica en fibra:** Especialmente cuando se utiliza harina de maíz integral, que contiene más fibra que la harina de maíz refinada, ayudando a la digestión y promoviendo la saciedad.
- **Contiene vitaminas y minerales:** Proporciona una cantidad moderada de vitaminas del complejo B (como el niacina y la tiamina) y minerales como el hierro, magnesio, fósforo, y zinc.
- **Baja en grasas:** Tiene un contenido bajo en grasas, especialmente grasas saturadas, lo que la convierte en una opción saludable para recetas ligeras y equilibradas.

Usos Culinarios:

La harina de maíz es extremadamente versátil y se usa en una variedad de platos alrededor del mundo. Aquí algunos usos comunes:

- **Polenta y Arepas:** Es la base para hacer polenta (un plato tradicional italiano, es sémola de maíz) y arepas (una especie de pan plano sudamericano). La textura varía según el grado de molienda de la harina utilizada.
- **Tortillas y Tamales:** Utilizada para hacer tortillas de maíz y tamales en la cocina mexicana. Las tortillas de maíz son una alternativa sin gluten a las tortillas de trigo.
- **Productos de panadería:** Es un ingrediente clave en el pan de maíz (cornbread) y puede utilizarse para hacer galletas, muffins, y pasteles. Aporta un sabor dulce y a nuez que complementa bien los productos horneados.
- **Empanado y fritura:** Es ideal para usar como recubrimiento crujiente en frituras de pescado, pollo, y vegetales, proporcionando una textura crujiente y dorada.
- **Espesante natural:** Puede ser utilizada como espesante en sopas, guisos y salsas, proporcionando un espesor uniforme sin alterar el sabor.

Consejos de Uso:

- **Elige el tipo de harina adecuado**: La harina de maíz viene en varias texturas, desde muy fina hasta gruesa. Para tortillas y tamales, usa una harina de maíz más fina; para polenta o pan de maíz, una molienda media o gruesa puede ser más adecuada.

- **Combínala con otras harinas:** En productos horneados, la harina de maíz a menudo se mezcla con otras harinas sin gluten (como la de arroz o almendra) para mejorar la textura y el sabor.

- **Hidratación adecuada:** La harina de maíz absorbe líquidos, por lo que es importante ajustar la cantidad de líquido en las recetas para evitar una textura seca o quebradiza.

- **Almacenamiento adecuado:** Guarda la harina de maíz en un recipiente hermético en un lugar fresco y seco para mantener su frescura. La harina de maíz integral puede volverse rancia más rápidamente que la refinada, así que consúmela dentro de unos meses o almacénala en el refrigerador.

- **Cuidado con la cocción:** Al hacer polenta o similares, es importante cocinar la harina de maíz lentamente a fuego bajo, removiendo constantemente para evitar grumos y lograr una textura suave y cremosa.

- **Experimenta con sabores:** La harina de maíz tiene un sabor distintivo y ligeramente dulce. Juega con ingredientes que complementen su sabor, como hierbas frescas, quesos, y especias, para crear platos únicos y deliciosos.

En resumen:

La harina de maíz es una opción sin gluten, nutritiva y versátil en la cocina. Con su capacidad para ser utilizada en una amplia gama de recetas, desde productos horneados hasta platos tradicionales como tortillas y polenta, es una herramienta valiosa en la cocina. Asegúrate de elegir la molienda correcta para cada receta y almacenar la harina adecuadamente para mantener su frescura. Disfruta experimentando con sus múltiples aplicaciones y sabores en tu cocina diaria.

Propiedades Nutricionales:

La harina de garbanzo, se elabora a partir de garbanzos secos molidos. Es muy utilizada en las cocinas del Medio Oriente, India y algunas partes del Mediterráneo debido a su alto valor nutricional y versatilidad.

- **Alta en proteínas:** La harina de garbanzo es una excelente fuente de proteínas vegetales, con alrededor de 20 gramos por cada 100 gramos, lo que la hace ideal para dietas vegetarianas y veganas.
- **Rica en fibra:** Contiene una buena cantidad de fibra dietética, que ayuda a la digestión, regula los niveles de azúcar en sangre, y proporciona una sensación de saciedad.
- **Baja en carbohidratos:** Comparada con otras harinas, la harina de garbanzo tiene un menor contenido de carbohidratos y un índice glucémico bajo, lo que la hace adecuada para personas con diabetes o que buscan controlar su ingesta de carbohidratos.
- **Alto contenido de hierro y otros minerales:** Es rica en hierro, magnesio, fósforo y zinc, importantes para la salud ósea, la producción de energía y el sistema inmunológico.
- **Libre de gluten:** Naturalmente sin gluten, es una opción ideal para personas con enfermedad celíaca o intolerancia al gluten.

Usos Culinarios:

La harina de garbanzo es increíblemente versátil en la cocina y se puede utilizar en una variedad de platos, tanto dulces como salados. Aquí algunos usos comunes:

- **Repostería y panadería sin gluten:** Se puede usar para hacer panes, galletas, crepes, y muffins. Su textura ligeramente densa y su sabor a nuez la hacen perfecta para recetas rústicas y sabrosas.
- **Frittatas y tortillas sin huevo:** Mezclada con agua, la harina de garbanzo se convierte en una excelente alternativa al huevo, perfecta para hacer tortillas veganas y frittatas.

- **Salsas y sopas:** Se utiliza como espesante para salsas, sopas y guisos, proporcionando un espesor cremoso y un sabor distintivo sin necesidad de productos lácteos.

- **Rebozados y frituras:** Es ideal para rebozar alimentos como vegetales y mariscos antes de freírlos. La harina de garbanzo crea una capa crujiente y dorada.

- **Platos tradicionales:** Ingrediente clave en recetas tradicionales como el falafel, la socca (una especie de crepe del sur de Francia), y pakoras (buñuelos indios).

Consejos de Uso:

- **Combínala con otras harinas:** La harina de garbanzo puede ser bastante densa y tiene un sabor fuerte. Mezclarla con otras harinas sin gluten, como la de arroz o de almendra, puede ayudar a aligerar la textura y suavizar el sabor en productos horneados.

- **Almacenamiento adecuado:** Mantén la harina de garbanzo en un recipiente hermético en un lugar fresco y seco para evitar que se vuelva rancia. Debido a su contenido de grasa natural, puede deteriorarse más rápido que las harinas refinadas, por lo que es mejor utilizarla dentro de unos meses o almacenarla en el refrigerador.

- **Añade líquidos gradualmente:** Al usar harina de garbanzo en recetas, especialmente al hacer mezclas como crepes o tortillas, es importante añadir líquidos gradualmente y mezclar bien para evitar grumos y obtener una consistencia suave.

- **Prueba diferentes texturas:** La harina de garbanzo tiene una textura única que puede variar desde suave hasta crujiente dependiendo de cómo se use y se cocine. Experimenta con diferentes métodos de cocción (como hornear, freír o asar) para descubrir nuevas texturas y sabores.

- **Ajusta las cantidades:** Debido a su densidad y capacidad de absorción de líquidos, es posible que necesites ajustar las cantidades de harina de garbanzo en tus recetas. Comienza con menos de lo que crees que necesitarás y añade más según sea necesario para obtener la consistencia deseada.

- **Sabor distintivo:** La harina de garbanzo tiene un sabor terroso y a nuez que puede ser pronunciado. Para equilibrar el sabor, considera agregar hierbas, especias o ingredientes dulces, dependiendo de la receta.

En resumen:

La harina de garbanzo es una harina versátil, nutritiva y sin gluten que aporta una buena cantidad de proteínas, fibra y minerales esenciales. Su sabor único y su capacidad para ser utilizada en una variedad de platos, desde panadería sin gluten hasta frituras y platos tradicionales, la convierten en una opción excelente para aquellos que buscan alternativas saludables y sin gluten. Con algunos consejos simples, puedes aprovechar al máximo esta harina en tu cocina y experimentar con nuevas recetas deliciosas.

9. Harina de Quinoa

Propiedades Nutricionales:

La harina de quinoa se elabora a partir de granos de quinoa que se muelen finamente. Este grano ancestral es conocido por su perfil nutricional excepcional y su versatilidad en la cocina.

- **Proteína completa:** La harina de quinoa es una excelente fuente de proteínas completas, lo que significa que contiene todos los aminoácidos esenciales que el cuerpo necesita. Contiene alrededor de 14 gramos de proteína por cada 100 gramos.
- **Rica en fibra:** Tiene un alto contenido de fibra, lo que ayuda a la digestión, regula los niveles de azúcar en sangre y proporciona una sensación de saciedad.
- **Fuente de minerales:** Es rica en minerales como hierro, magnesio, fósforo, zinc y manganeso, que son importantes para la salud ósea, la producción de energía y el funcionamiento del sistema nervioso.
- **Contiene antioxidantes:** La quinoa es rica en antioxidantes que ayudan a combatir el estrés oxidativo y la inflamación.

- **Libre de gluten:** Naturalmente sin gluten, es una opción ideal para personas con enfermedad celíaca o sensibilidad al gluten.

Usos Culinarios:

La harina de quinoa es versátil y puede ser utilizada en una variedad de recetas tanto dulces como saladas. Aquí algunos usos comunes:

- **Repostería y panadería:** Ideal para hacer panes, muffins, galletas y pasteles. Aporta una textura ligera y un sabor a nuez, complementando otros ingredientes en productos horneados.
- **Espesante:** Se puede usar como espesante en sopas, salsas y guisos, proporcionando una textura suave y un acabado cremoso.
- **Pasta y crepes:** Perfecta para hacer pasta casera o crepes, especialmente cuando se busca una opción sin gluten y rica en proteínas.
- **Mezcla para productos horneados:** Combina bien con otras harinas sin gluten, como la de arroz o la de almendra, para mejorar la textura y el contenido nutricional de productos horneados.
- **Recetas tradicionales:** Utilizada en recetas tradicionales de la cocina andina, como pan de quinoa y tortillas, para aprovechar sus beneficios nutricionales.

Consejos de Uso:

- **Mezcla con otras harinas:** La harina de quinoa puede ser algo densa por sí sola. Para mejorar la textura y el sabor de los productos horneados, combínala con otras harinas sin gluten, como la de arroz o tapioca.
- **Ajusta el sabor:** La harina de quinoa tiene un sabor ligeramente a nuez que puede ser fuerte en algunas recetas. Si prefieres un sabor más suave, mezcla la harina de quinoa con otras harinas o ingredientes que complementen su sabor.
- **Almacenamiento adecuado:** Guarda la harina de quinoa en un recipiente hermético en un lugar fresco y seco. Debido a su contenido de grasa natural, puede volverse rancia con el

tiempo. Es recomendable usarla dentro de unos meses o mantenerla en el refrigerador para prolongar su frescura.

- **Uso en productos horneados:** Cuando uses harina de quinoa en productos horneados, puede que necesites ajustar la cantidad de líquidos en la receta debido a su capacidad para absorber más líquido que algunas otras harinas.
- **Sabor a nuez:** Aprovecha el sabor a nuez de la harina de quinoa en recetas que se beneficien de un toque de sabor. Añádela a galletas, panes y otros productos horneados para un perfil de sabor único y delicioso.
- **Preparación de crepes y pasta:** La harina de quinoa es excelente para hacer crepes y pasta casera. Mezcla con agua y otros ingredientes hasta obtener la consistencia deseada y cocina según las indicaciones para un resultado perfecto.

En resumen:

La harina de quinoa es una opción nutritiva y sin gluten que ofrece una gran cantidad de proteínas, fibra, y minerales esenciales. Con su sabor a nuez y su versatilidad, es ideal para una variedad de recetas, desde productos horneados hasta platos tradicionales. Asegúrate de combinarla con otras harinas para mejorar la textura de los productos y sigue algunos consejos de almacenamiento y preparación para aprovechar al máximo esta harina rica en nutrientes en tu cocina.

10. Harina de Mijo

Propiedades Nutricionales:

La harina de mijo se produce a partir de granos de mijo molidos, un cereal antiguo que ha sido cultivado en Asia y África durante siglos. Este grano es conocido por su perfil nutritivo y su adaptabilidad en diversas recetas.

- **Fuente de proteínas:** La harina de mijo proporciona una cantidad moderada de proteínas vegetales, alrededor de 11 gramos por cada 100 gramos, lo que la convierte en una buena opción para dietas vegetarianas y veganas.

- **Rica en fibra:** Contiene una cantidad significativa de fibra, lo que favorece la digestión, regula el azúcar en sangre y ayuda a mantener la saciedad.
- **Baja en grasas:** Es baja en grasas, especialmente en grasas saturadas, lo que la hace adecuada para dietas equilibradas.
- **Buena fuente de minerales:** Es rica en minerales como el magnesio, fósforo, hierro y manganeso, que son importantes para la salud ósea, el metabolismo energético y la función cognitiva.
- **Libre de gluten:** Naturalmente libre de gluten, lo que la hace ideal para personas con enfermedad celíaca o sensibilidad al gluten.

Usos Culinarios:

La harina de mijo es versátil y se puede utilizar en una variedad de recetas tanto dulces como saladas. Aquí algunos usos comunes:

- **Repostería y panadería:** Es excelente para hacer panes, muffins, galletas y pasteles. Su sabor suave y ligeramente dulce complementa bien los productos horneados.
- **Galletas y crackers:** Utilizada en la elaboración de galletas y crackers, proporciona una textura crujiente y un sabor delicado.
- **Espesante:** Puede actuar como espesante en sopas, salsas y guisos, ofreciendo una textura suave y un acabado cremoso sin alterar el sabor.
- **Pasta y tortillas:** Ideal para hacer pasta casera o tortillas sin gluten, proporcionando una textura ligera y una base sólida para otros ingredientes.
- **Cereales y desayuno:** Se puede usar para hacer cereales calientes o mezclas para desayuno, combinada con frutas y otros ingredientes nutritivos.

Consejos de Uso:

Combínala con otras harinas: La harina de mijo puede ser densa por sí sola. Mezcla con otras harinas sin gluten como la de arroz o tapioca para mejorar la textura y el sabor de tus productos horneados.

- **Ajusta el líquido en las recetas:** La harina de mijo absorbe líquidos de manera eficiente. Ajusta la cantidad de líquido en tus recetas para evitar una textura seca o quebradiza.

- **Almacenamiento adecuado:** Guarda la harina de mijo en un recipiente hermético en un lugar fresco y seco. Debido a su contenido de grasa natural, es mejor usarla dentro de unos meses o almacenarla en el refrigerador para mantener su frescura.

- **Prueba diferentes combinaciones:** Experimenta con diferentes combinaciones de harina de mijo y otros ingredientes para encontrar la mezcla perfecta para tus recetas. Puedes probar añadirla a mezclas de harinas para pan o productos horneados para mejorar la textura.

- **Usa en recetas variadas:** La harina de mijo es versátil y puede ser utilizada en una amplia gama de recetas, desde panes y galletas hasta salsas y tortas. No dudes en probarla en diferentes platos para aprovechar sus beneficios nutricionales y su sabor.

- **Sabor neutro:** Su sabor es relativamente neutro, por lo que se puede combinar bien con una variedad de ingredientes. Aprovecha su perfil suave para experimentar con sabores y texturas en tus recetas.

En resumen:

La harina de mijo es una opción nutritiva, sin gluten y versátil que ofrece una buena cantidad de proteínas, fibra y minerales esenciales. Su sabor suave y su capacidad para ser utilizada en una variedad de recetas la convierten en una excelente adición a la cocina sin gluten. Al combinarla con otras harinas y ajustar los líquidos en tus recetas, puedes aprovechar al máximo esta harina en tus productos horneados y platos caseros.

¿Por qué usar mix?

Las harinas sin gluten funcionan mejor en combinación, ya que cada una aporta algo diferente en términos de textura, estructura y sabor. Los mix de harinas permiten replicar más de cerca las propiedades de la harina de trigo.

Este mix puede ser utilizado en recetas de panes, pasteles y galletas, aportando un equilibrio entre ligereza, humedad y estructura.

Componentes Comunes:

- **Harina de Arroz:** Ligera y suave, se utiliza comúnmente como base.
- **Harina de Sorgo:** Añade proteínas y un sabor suave.
- **Harina de Tapioca:** Proporciona elasticidad y ligereza.
- **Almidón de Maíz:** Mejora la textura y la ligereza de los productos horneados.
- **Harina de Teff:** Aporta nutrientes y un sabor ligeramente dulce.
- **Goma Xantana o Goma Guar:** Se añaden para imitar la elasticidad del gluten.
- **Propiedades Nutricionales:** Los mix de harinas sin frutos secos suelen ser enriquecidos con fibra y proteínas, dependiendo de las harinas específicas utilizadas.

Usos Culinarios:

- **Panadería:** Ideal para hacer panes, pasteles, muffins y galletas sin gluten.
- **Rebozados y Empanizados:** Utilizado para empanizar alimentos sin gluten.
- **Salsas y Sopas:** El almidón de maíz o la harina de tapioca en los mix puede espesar salsas y sopas.

Ejemplo de Mix de Harinas:

Ingrediente	Proporción
Harina de arroz	2 tazas
Harina de sorgo	1 taza
Harina de tapioca	1 taza
Almidón de maíz	1/2 taza
Goma xantana	1 cucharadita

Ejemplo de Mix Casero:

Harina de arroz blanco (50%)

Harina de almendra (25%)

Harina de tapioca (15%)

Harina de maíz o de mijo (10%)

Consejos de Uso:

- **Proporción 1:1:** Los mix de harinas sin gluten generalmente pueden sustituirse en una proporción 1:1 por la harina de trigo en recetas.
- **Almacenamiento:** Almacenar en un recipiente hermético en un lugar fresco y seco para mantener la frescura.

El mundo de las harinas sin gluten es vasto y lleno de posibilidades. Cada harina aporta algo especial, y al experimentar con diferentes combinaciones, puedes crear recetas que no solo sean seguras para quienes tienen intolerancias o alergias, sino que también sean deliciosas y satisfactorias. ¡No temas jugar con estas harinas y descubrir nuevas formas de disfrutar tus platos favoritos! El arte en la cocina es experimentar con nuevas recetas y la creatividad que saquemos.

Capítulo 4

Goma Xantana, Goma Guar y Psyllium: Los Secretos de los Espesantes y Agentes de Textura Sin Gluten.

En el mundo de la cocina sin gluten y sin alérgenos, los ingredientes como la goma xantana, la goma guar y el psyllium juegan un papel crucial. Estos agentes espumantes y espesantes pueden transformar tus recetas, dando a tus productos horneados y mezclas la textura y consistencia que necesitan para ser tan deliciosos y satisfactorios como los tradicionales.

En este capítulo, exploraremos qué son estos ingredientes, cómo funcionan y cómo usarlos eficazmente en tus recetas.

1. Goma Xantana

¿Qué es?

La goma xantana es un polisacárido natural utilizado como espesante y estabilizador en la cocina. Se produce mediante la fermentación de glucosa por una bacteria llamada *Xanthomonas campestris*. Su uso es común en productos sin gluten para mejorar la textura y la elasticidad de la masa.

Propiedades:

- **Espesante y estabilizador:** Aumenta la viscosidad de líquidos y ayuda a mantener la textura uniforme en productos horneados.
- **Mejora la elasticidad:** En recetas sin gluten, simula la elasticidad del gluten, haciendo que los productos sean más masticables y menos quebradizos.

- **Pequeñas cantidades necesarias:** Se utiliza en pequeñas cantidades, generalmente entre 0.5% y 1% del peso de los ingredientes secos en una receta.

Usos Culinarios:

- **Panadería sin gluten:** Ayuda a que los panes, galletas y pasteles sin gluten tengan una textura más parecida a los productos con gluten.
- **Salsas y aderezos:** Aumenta la viscosidad y proporciona una textura suave y cremosa.
- **Batidos y helados:** Mejora la textura y evita la separación de ingredientes.

Consejos de Uso:

- **No exagerar:** Usa con moderación. Demasiada goma xantana puede hacer que la textura de tus productos sea gomosa.
- **Mezclar bien:** Asegúrate de mezclar la goma xantana con los ingredientes secos antes de agregar líquidos para evitar la formación de grumos.

2. Goma Guar

¿Qué es?

La goma guar es un polvo blanco hecho de las semillas de la planta de guar. Se utiliza principalmente como espesante y estabilizador en productos alimenticios. Tiene propiedades similares a la goma xantana, pero con algunas diferencias en su capacidad de espesar y formar geles.

Propiedades:

- **Espesante eficaz:** Se utiliza para espesar líquidos y mejorar la textura en productos como sopas y salsas.
- **Mejora la textura:** Da una textura suave y cremosa a productos horneados y mezclas.

- **Más económica:** Generalmente más barata que la goma xantana, y se usa en mayores cantidades (0.5% a 2% del peso de los ingredientes secos).

Usos Culinarios:

- **Panadería sin gluten**: Mejora la textura y cohesión de las mezclas sin gluten.
- **Salsas y aderezos:** Espesa y estabiliza salsas, aderezos y productos de panadería.
- **Postres:** Usada en la elaboración de gelatinas, helados y cremas.

Consejos de Uso:

- **Hidratación previa:** Puede necesitar un tiempo para hidratarse completamente, por lo que es útil mezclarla con líquidos y dejar reposar antes de usar.
- **Evita el exceso:** Al igual que con la goma xantana, utiliza con moderación para evitar texturas no deseadas.

3. Psyllium

¿Qué es?

El psyllium es una fibra natural derivada de las semillas de la planta *Plantago ovata*. Se utiliza principalmente como agente espesante y para aumentar la fibra en la dieta. Es especialmente útil en recetas sin gluten para mejorar la textura y la humedad.

Propiedades:

- **Fibra soluble:** Alta en fibra soluble, lo que ayuda a mantener la humedad en los productos horneados y mejora la textura.
- **Formador de gel:** Absorbe grandes cantidades de agua, formando un gel que puede ayudar a mantener la cohesión en productos sin gluten.
- **Mejora la salud digestiva:** Contribuye a una buena digestión y ayuda a mantener la regularidad intestinal.

Usos Culinarios:

- **Panadería sin gluten:** Aumenta la elasticidad y la estructura en panes, galletas y otros productos horneados.
- **Salsas y cremas:** Utilizado como espesante en salsas y cremas para dar una textura más rica y consistente.
- **Suplemento de fibra:** Añadido a batidos y productos de desayuno para incrementar el contenido de fibra.

Consejos de Uso:

- **Hidratar antes de usar:** Asegúrate de hidratar el psyllium con agua antes de añadirlo a las recetas para evitar grumos.
- **Combinar con otras harinas:** El psyllium es más efectivo cuando se combina con otras harinas sin gluten para mejorar la textura y el rendimiento en la cocción.

Resumen:

La goma xantana, la goma guar y el psyllium son ingredientes valiosos en la cocina sin gluten y sin alérgenos. Cada uno tiene propiedades únicas que pueden mejorar la textura y la consistencia de tus recetas. Usados correctamente, estos agentes espesantes pueden transformar productos horneados, salsas, y más, proporcionando una experiencia culinaria satisfactoria y libre de restricciones.

¡No dudes en experimentar con estos ingredientes para encontrar la combinación perfecta que se adapte a tus necesidades y preferencias culinarias!

Capítulo 5

Panes y Productos de Panadería Sin Gluten

Este capítulo es tu guía para la elaboración de panes y productos de panadería sin gluten. Aquí exploraremos cómo combinar diferentes harinas sin gluten para lograr texturas y sabores óptimos en tus panes y bollos. Aprenderás técnicas esenciales para manejar masas sin gluten, tiempos de fermentación adecuados y el papel crucial de los aglutinantes en la panadería sin gluten. ¡Experimenta y diviértete en la cocina mientras creas panes y bollos que todos disfrutarán!

1. Mezclas de Harinas Sin Gluten para Panes y Bollos

Combinaciones Recomendadas:

Harina de Arroz + Harina de Tapioca:

- **Propósito:** Ideal para panes y galletas ligeros y crujientes. La harina de arroz proporciona una base neutra, mientras que la harina de tapioca añade elasticidad y ligereza.
- **Uso:** Perfecta para panes básicos y galletas.

Harina de Avena + Harina de Almendra:

- **Propósito:** Aporta una textura húmeda y un sabor suave. La harina de avena ofrece una base nutritiva, y la harina de almendra añade riqueza y sabor.
- **Uso:** Excelente para bollos, muffins y panecillos.

Harina de Garbanzo + Harina de Maíz:

- **Propósito:** Ofrece una textura firme y un sabor ligeramente a nuez. La harina de garbanzo es rica en proteínas, mientras que la harina de maíz aporta estructura.
- **Uso:** Ideal para panes integrales y productos de panadería que necesitan una estructura más robusta.

Harina de Sarraceno + Harina de Quinoa:

- **Propósito:** Brinda un sabor robusto y una textura densa. Ambas harinas son ricas en nutrientes y proteínas.
- **Uso:** Perfecta para panes integrales y recetas que requieren una textura más densa y nutritiva.

Consejo: La mezcla de harinas sin gluten permite personalizar la textura y el sabor. Experimenta con combinaciones para encontrar el equilibrio perfecto para cada receta.

2. Técnicas de Panadería Sin Gluten

Preparación de la Masa:

- **Mezcla de Ingredientes Secos:** Comienza combinando las harinas sin gluten con otros ingredientes secos como la goma xantana, goma guar o psyllium. Esto asegura una distribución uniforme de estos ingredientes clave.
- **Incorporación de Líquidos:** Añade líquidos gradualmente y mezcla hasta obtener una masa homogénea. La masa sin gluten puede ser más pegajosa que la masa con gluten, así que ajusta la cantidad de líquido según sea necesario.

Amasado:

Menos Amasado: A diferencia de la harina de trigo, las masas sin gluten no necesitan mucho amasado. Mezcla solo hasta que los ingredientes estén bien integrados para evitar una textura dura o quebradiza.

Reposo y Fermentación:

- **Fermentación Larga:** La fermentación de las masas sin gluten puede llevar más tiempo. Deja que la masa repose en un lugar cálido hasta que doble su tamaño. La ausencia de gluten hace que el proceso sea más lento.
- **Levadura Activa:** Usa levadura fresca o seca sin gluten y asegúrate de que esté activa para obtener un buen leudado. La levadura ayuda a que el pan suba y tenga una textura aireada.

Uso de Aglutinantes:

Goma Xantana y Goma Guar:

- **Función:** Estos aglutinantes actúan como sustitutos del gluten, proporcionando elasticidad y cohesión a la masa. Ayudan a que los panes no se desmoronen y mejoran la textura general.
- **Dosificación:** Generalmente, se recomienda usar 1 cucharadita de goma xantana o goma guar por cada taza de harina.

Psyllium:

- **Función:** El psyllium absorbe agua y añade estructura a la masa, ayudando a mantenerla unida. Es especialmente útil para panes con una textura más firme.
- **Dosificación:** Añade alrededor de 2 cucharadas de psyllium por cada taza de harina.

3. Algunas recetas.

Pan Integral Sin Gluten

Ingredientes:

1 taza de harina de arroz

1 taza de harina de quinoa

1/2 taza de harina de tapioca

2 cucharadas de psyllium en polvo

1 cucharadita de goma xantana

1 1/2 cucharadita de sal

1 1/2 cucharadita de azúcar

1 paquete (7 g) de levadura seca

1 1/2 tazas de agua tibia

2 cucharadas de aceite de oliva

1 cucharadita de vinagre de manzana

Instrucciones:

- **Preparar la levadura:** Disolver el azúcar en el agua tibia y espolvorear la levadura. Dejar reposar durante 10 minutos hasta que se forme espuma.
- **Mezclar los ingredientes secos:** En un bol grande, combinar la harina de arroz, harina de quinoa, harina de tapioca, psyllium, goma xantana, sal y azúcar.
- **Agregar ingredientes líquidos:** Añadir el aceite de oliva, vinagre y la mezcla de levadura al bol con los ingredientes secos. Mezclar hasta obtener una masa homogénea.
- **Reposo de la masa:** Cubrir el bol con un paño y dejar reposar en un lugar cálido durante 1 hora, hasta que la masa haya duplicado su tamaño.
- **Hornear:** Precalentar el horno a 180°C (350°F). Transferir la masa a un molde para pan engrasado y hornear durante 30-35 minutos o hasta que, al insertar un palillo en el centro, éste salga limpio.
- **Enfriar:** Dejar enfriar antes de cortar.

Bollos de Avena Sin Gluten

Ingredientes:

1 taza de harina de avena sin gluten

1 taza de harina de arroz

1/2 taza de harina de maíz

2 cucharadas de goma guar

1/2 taza de azúcar de coco

1 cucharadita de polvo de hornear

1/2 cucharadita de bicarbonato de sodio

1/2 cucharadita de sal

1 taza de leche de almendra

1/4 taza de aceite de coco derretido

1 cucharadita de extracto de vainilla

Instrucciones:

- **Precalentar el horno:** A 180°C (350°F). Forrar una bandeja de horno con papel pergamino.
- **Mezclar ingredientes secos:** En un bol grande, combinar la harina de avena, harina de arroz, harina de maíz, goma guar, azúcar, polvo de hornear, bicarbonato de sodio y sal.
- **Agregar ingredientes líquidos:** En otro bol, mezclar la leche de almendra, aceite de coco y extracto de vainilla. Agregar a los ingredientes secos y mezclar hasta obtener una masa suave.
- **Formar los bollos:** Con la ayuda de una cuchara para helado, colocar montones de masa en la bandeja de horno.
- **Hornear:** Hornear durante 15-20 minutos, o hasta que los bollos estén dorados y cocidos por dentro.
- **Enfriar:** Dejar enfriar antes de servir.

<u>**Picos de Pan de Garbanzo**</u>

Ingredientes:

1 taza de harina de garbanzo

1 taza de harina de arroz

1/2 taza de harina de sarraceno

1 cucharadita de goma xantana

1/2 cucharadita de sal

1 cucharadita de polvo de hornear

1/2 taza de agua

1/4 taza de aceite de oliva

Instrucciones:

- **Precalentar el horno:** A 200°C (400°F). Forrar una bandeja de horno con papel pergamino.
- **Mezclar ingredientes secos:** En un bol grande, combinar las harinas, goma xantana, sal y polvo de hornear.
- **Agregar líquidos:** Añadir el agua y el aceite de oliva a los ingredientes secos. Mezclar hasta obtener una masa firme.
- **Formar los picos:** Extender la masa sobre una superficie ligeramente enharinada y cortar en tiras finas o formas de tu elección.
- **Hornear:** Hornear durante 12-15 minutos o hasta que estén dorados y crujientes.
- **Enfriar:** Dejar enfriar antes de disfrutar.

<u>**Pan de Plátano y Nueces Sin Gluten**</u>

Ingredientes:

1 1/2 tazas de harina de arroz

1/2 taza de harina de almendra

1/2 taza de harina de coco

1/4 taza de psyllium en polvo

1 cucharadita de goma xantana

1/2 cucharadita de sal

1/2 cucharadita de bicarbonato de sodio

1/2 cucharadita de polvo de hornear

1 taza de puré de plátano maduro

1/2 taza de azúcar de coco

1/4 taza de aceite de coco derretido

1 cucharadita de extracto de vainilla

1/2 taza de nueces picadas

Instrucciones:

- **Precalentar el horno:** A 175°C (350°F). Engrasar un molde para pan.
- **Mezclar ingredientes secos:** En un bol grande, combinar las harinas, psyllium, goma xantana, sal, bicarbonato de sodio y polvo de hornear.
- **Agregar ingredientes húmedos:** En otro bol, mezclar el puré de plátano, azúcar, aceite de coco y extracto de vainilla. Añadir a los ingredientes secos y mezclar hasta obtener una masa homogénea.
- **Incorporar nueces:** Añadir las nueces picadas y mezclar suavemente.
- **Hornear:** Transferir la masa al molde y hornear durante 45-50 minutos o hasta que un palillo insertado en el centro salga limpio.
- **Enfriar:** Dejar enfriar antes de cortar.

NOTA: Las harinas puedes ir cambiando según las alergias, por ejemplo; si hay alergias a frutos secos, como es mi caso, no utilizaríamos harina de almendra, normalmente yo la sustituyo por harina de sarraceno que es sin gluten. Y no olvides que hay harinas que hay que ajustar la cantidad de líquido según su absorción de humedad. ¡Todo es ir probando!

Bollos de Queso Sin Gluten

Ingredientes:

1 taza de harina de arroz

1 taza de harina de maíz

1/2 taza de harina de garbanzo

2 cucharaditas de goma guar

1 cucharadita de polvo de hornear

1/2 cucharadita de sal

1 taza de queso rallado (opcional para versión sin alérgenos)

1/2 taza de leche de soja

1/4 taza de aceite de oliva

Instrucciones:

- **Precalentar el horno:** A 200°C (400°F). Forrar una bandeja de horno con papel pergamino.
- **Mezclar ingredientes secos:** En un bol grande, combinar las harinas, goma guar, polvo de hornear y sal.
- **Agregar ingredientes húmedos:** Añadir la leche de soja y el aceite de oliva a los ingredientes secos. Mezclar hasta formar una masa suave.
- **Incorporar el queso:** Si usas queso, agrégalo a la masa y mezcla bien.
- **Formar los bollos:** Con la ayuda de una cuchara para helado o de tus manos, formar montones de masa y colocarlos en la bandeja de horno.

- **Hornear:** Hornear durante 15-20 minutos, o hasta que los bollos estén dorados y cocidos.
- **Enfriar:** Dejar enfriar antes de servir.

Estas recetas son sólo un ejemplo de todo lo que podemos crear y están diseñadas para ofrecerte opciones deliciosas y sin alérgenos para disfrutar en cualquier momento. Experimenta con estas recetas, ajusta las proporciones según tus preferencias, y descubre cómo la cocina sin gluten y sin alérgenos puede ser deliciosa y satisfactoria. Y sobre todo recuerda, adapta tus recetas sustituyendo según alergias, como por ejemplo el huevo por plátano o huevo de chía o linaza. ¡Feliz horneado!

Capítulo 6

Almuerzos para todos

En este capítulo, vamos a reinventar los almuerzos clásicos, esos de toda la vida que tanto nos gustan, pero adaptados para quienes tienen alergias alimentarias. No hace falta renunciar al sabor ni a las recetas tradicionales por tener alergias o intolerancias. ¡Aquí aprenderás cómo hacer versiones de tus platos favoritos sin alérgenos, sin perder ni una pizca de sabor!

Vamos a tocar desde caldos y potajes hasta arroces y pastas, con sustituciones ingeniosas y fáciles de aplicar en tu cocina. Te vas a sorprender de lo sencillo que es preparar una tortilla sin huevo o un caldo que sabe a pescado sin usarlo.

1. Caldo Vegetal que Sabe a Pescado (sin pescado, obvio)

Sustituto del Pescado: El truco aquí está en las algas nori o kombu. Estas algas marinas tienen ese toque a mar que tanto buscamos en un buen caldo de pescado. Simplemente, hierve las algas junto con cebolla, zanahoria, apio y unas hojas de laurel. Añade un poco de miso para darle más profundidad al sabor y listo, un caldo perfecto para sopas o arroces marineros sin alergias.

Consejo: Si quieres un toque más profundo, añade un chorrito de salsa de soja sin gluten (si no hay alergia a la soja, claro).

2. Potaje Sin Gluten Ni Legumbres (Para los que No Pueden con los Garbanzos)

Los potajes son un clásico, pero ¿qué hacer si no puedes con los garbanzos o las lentejas? Sustitúyelos por quinoa o mijo, dos cereales llenos de nutrientes que imitan la textura de las legumbres sin causar problemas digestivos. Cocina con las mismas verduras de siempre (zanahoria, patata, pimiento) y un toque de pimentón para ese sabor auténtico.

Consejo: Añade un poco de aceite de oliva virgen extra al final para darle un toque más suave.

3. Tortilla Sin Huevo (Sí, Se Puede)

Para esta versión de la clásica tortilla española, el sustituto del huevo es la harina de garbanzo o una mezcla de harina de maíz con agua. Mezcla la harina con agua o bebida vegetal hasta obtener una consistencia parecida a la del huevo batido. Añade tus patatas y cebolla (fritas lentamente) a la mezcla y cocina a fuego lento hasta que cuaje.

Consejo: Un toque de cúrcuma no solo le dará color, sino que aportará un extra de sabor.

4. Paella Sin Mariscos (Ni Pollo)

Una buena paella vegana está al alcance de cualquiera. Sustituye los mariscos por alcachofas y setas (como los rebozuelos o setas shiitake) para una textura carnosa. El toque marino lo conseguimos con algas kombu o un chorrito de caldo de verduras intenso. Podemos añadir también soja texturizada, previamente hidratada en agua, al añadirla al arroz nos dará una textura casi parecida a trocitos de pollo.

Consejo: Añade un poco de pimentón y azafrán para el color y el sabor auténtico de la paella tradicional.

5. Risotto Sin Queso (Sí, lo Has Leído Bien)

El risotto sin queso es completamente posible. En lugar de queso parmesano, utiliza levadura nutricional para darle un sabor umami y cremoso. Para hacer un queso parmesano usaremos anacardos, levadura nutricional, sal y ajo en polvo, todo triturado en un procesador de alimentos, se queda en polvo granulado y el sabor te sorprenderá. Si te animas, añade un chorrito de leche de almendra o crema de anacardos para hacer el risotto aún más cremoso.

Consejo: Las setas o champiñones son el complemento perfecto para un risotto lleno de sabor sin alergias.

6. Macarrones Sin Gluten con Salsa Blanca Vegana

Para los amantes de la pasta, aquí va una versión de los macarrones clásicos. Usa macarrones sin gluten (los de maíz o arroz funcionan muy bien. Tienes que tener en cuenta que cuando acabes de cocerlos tienes que enfriarlos muy bien con agua fría para que no se nos apelmacen) y una salsa blanca hecha con leche de soja o leche de avena. Añade una pizca de nuez moscada para darle ese toque clásico.

Consejo: Para una textura más densa, agrega una cucharada de harina de arroz o maíz para espesar la salsa sin recurrir a la bechamel clásica, y si añades parmesano vegano mucho mejor.

7. Albóndigas Sin Carne (Ni Gluten)

Haz albóndigas deliciosas sin carne usando una mezcla de quinoa y harina de arroz, o lentejas rojas cocidas y harina de garbanzo. Esta mezcla, junto con ajo, cebolla y perejil, te dará unas albóndigas jugosas. Las puedes freír o hacer al horno para que sean más ligeras.

Consejo: Si las haces en salsa de tomate casera, ¡te aseguro que nadie notará la diferencia!

8. Croquetas Sin Harina Ni Leche

Para unas croquetas ligeras y sin alérgenos, usa leche de avena o cualquier leche vegetal para la bechamel y harina de arroz o de maiz para espesar. Rellénalas de lo que más te guste, desde setas hasta espinacas. Puedes empanarlas con pan rallado sin gluten y luego freírlas o hacerlas al horno.

Consejo: El secreto para que queden cremosas está en dejar que la masa repose en la nevera antes de formar las croquetas.

9. Espaguetis con Salsa "Carbonara" Sin Huevo Ni Nata

¿Quién dijo que no se puede hacer una carbonara vegana? Usa nata de soja o crema de anacardos para la base de la salsa. Para imitar la textura del huevo, agrega un poco de harina de garbanzo y cúrcuma. Completa con champiñones o tofu crujiente para el toque crujiente.

Consejo: No olvides la levadura nutricional, que da un sabor a queso increíble, o el queso parmesano vegano de anacardos.

10. Pinchitos de verduras y tofu

El tofu nos da una buena opción a la carne. Si queremos sorprender con algo diferente podemos cortar el tofu en cubitos y junto con verduras como cebolla, pimiento o calabacín, cortados en trozos grandes, aliñaremos con las especies como comino, Garam masala, pimentón, cúrcuma, aceite de oliva, sal, pimienta y salsa de soja. También podemos usar cualquier marinado que nos guste, como por ejemplo el de los pinchos morunos. Dejamos macerar un día. Ponemos en pinchos y a la plancha. ¡Te sorprenderá el resultado!

En este capítulo, hemos descubierto que incluso los almuerzos más clásicos pueden ser aptos para todos, con unos pequeños ajustes y sustituciones. Desde tortillas sin huevo hasta paellas sin mariscos, estas recetas no solo son aptas para personas con alergias, sino que además son igual de sabrosas. La clave está en elegir los ingredientes adecuados y divertirse en la cocina.

Con estas recetas adaptadas, tus almuerzos favoritos están al alcance de todos, sin importar las restricciones alimentarias. ¡Que nada te impida disfrutar de la comida de siempre!

Capítulo 7

Cenas para todos

Este capítulo está diseñado para que nadie se quede sin disfrutar de una cena deliciosa, ya sea una cena rápida después de un largo día o una comida especial para ocasiones festivas. Descubre cómo preparar cenas equilibradas y llenas de sabor, sin los alérgenos más comunes, como el gluten, la lactosa o los frutos secos. Desde las cenas de lunes a viernes hasta los banquetes de celebraciones, aquí encontrarás algunas recetas fáciles de seguir, y que además son perfectas para compartir con amigos y familiares.

Aquí encontrarás ideas sencillas para preparar cenas que no te tomarán mucho tiempo, pero que serán sabrosas y nutritivas. Con ingredientes accesibles y recetas fáciles de adaptar, estas opciones son perfectas para tu día a día.

Sustituciones en Cenas Clásicas: Manteniendo el Sabor sin Alérgenos

Cuando hablamos de cenas clásicas, muchos piensan en platos como pasta con queso, pizza, sándwiches o guisos llenos de sabor. Pero cuando tienes que lidiar con alergias alimentarias, ingredientes comunes como el queso, el pan o la crema pueden convertirse en un problema. Afortunadamente, ¡existen sustitutos que te permiten disfrutar de esas cenas familiares sin renunciar al sabor ni a la textura! Aquí te explico cómo puedes hacer algunas de las sustituciones más comunes sin que tu plato pierda encanto.

Sustituyendo el Queso:

El queso es uno de los ingredientes que más difícil parece reemplazar, sobre todo por su capacidad de aportar cremosidad y ese toque especial en platos como la pizza o las pastas. Sin embargo, las opciones sin lácteos han avanzado muchísimo.

- **Quesos Veganos Caseros o Comerciales:** Actualmente puedes encontrar quesos veganos de buena calidad en el mercado, hechos a base de frutos secos, almidones o legumbres. Son perfectos para gratinar en pizzas, lasañas o incluso para preparar una salsa de queso para nachos.
- **Opción casera:** Puedes hacer tu propio queso vegano en casa, utilizando anacardos o almendras. Simplemente los remojas y los mezclas con levadura nutricional, que aporta ese sabor "a queso", junto con un poco de jugo de limón y sal. Esta mezcla es perfecta para untar en tostadas o usar como relleno en pasteles salados.
- **Consejo:** La **levadura nutricional** es tu mejor aliada. Este ingrediente da ese sabor característico a queso que echas de menos, y puedes espolvorearlo sobre pastas, ensaladas o usarlo en salsas.
- **Salsa Bechamel Vegana:** Si tu receta requiere una salsa cremosa (como una bechamel), puedes hacerla fácilmente sin leche ni mantequilla. Usa leche vegetal, como la de almendra o avena, junto con aceite de oliva o margarina sin lácteos. Espesamos con almidón de maíz o harina sin gluten, y voilà, tienes una salsa suave y rica para tus gratinados o pastas.

Sustituyendo el Pan:

El pan está presente en muchas de nuestras cenas diarias, ya sea como acompañamiento o como base en recetas como hamburguesas, sándwiches o tostadas. Si el gluten es el problema, hay muchas alternativas deliciosas.

- **Pan sin Gluten:** Hoy en día existen muchas mezclas de harinas sin gluten que imitan la textura del pan tradicional. Harinas de arroz, almendra, y avena combinadas con aglutinantes como el psyllium o la goma xantana te permiten preparar panes esponjosos y deliciosos.
- **Tip:** Si preparas tu propio pan en casa, prueba a usar una mezcla de harina de avena y almidón de tapioca para lograr

una buena consistencia. Si compras pan sin gluten en el supermercado, busca marcas que incluyan psyllium o goma xantana, que ayudan a retener la humedad y a dar una textura similar a la del pan con gluten.

- **Crackers y Tortillas de Maíz:** Para recetas rápidas, los **crackers sin gluten** o las **tortillas de maíz** (que no contienen gluten de manera natural) son una excelente opción. Pueden servir como base para canapés o como acompañamiento en guisos y sopas.

- Si tienes deshidratadora, puedes hacer tus propios crackers. En un bol puedes poner, por ejemplo, zanahoria y calabacín rallado, semillas de lino y semillas de calabaza o girasol molidas un poco de agua y hacer una especie de masa. La extendemos en la rejilla de la deshidratadora, marcamos los cortes y dejamos que haga su trabajo. ¡Quedarán crujientes y serán ideal para acompañar cualquier comida, incluso para un buen hummus!.

Las salsas y cremas suelen ser parte esencial de muchas cenas, y suelen depender mucho de ingredientes como la nata, la crema de leche o el yogur. Pero no te preocupes, existen formas de conseguir una textura cremosa sin lácteos.

- **Leche de Coco:** Es una de las mejores opciones para sustituir la crema en recetas saladas. Funciona genial en platos de curry, guisos o incluso en salsas para pasta. Aporta una textura rica y sedosa, y aunque tiene un toque ligeramente dulce, se equilibra fácilmente con especias y sal.

- **Leche de Avena o Almendra:** Estas son alternativas más neutras y funcionan bien en salsas blancas o cremas para platos como el puré de patatas o sopas cremosas. Si necesitas una consistencia más espesa, puedes añadir un poco de almidón de maíz.

- **Crema de Anacardos:** Para una consistencia ultra cremosa, remoja anacardos y luego tritúralos con agua o caldo. Esta mezcla es ideal para pastas, gratinados o como base para una salsa de queso vegano.

Cuando necesitas un plato más contundente, pero sin carne, tienes muchas opciones para reemplazarla con alternativas vegetales llenas de proteínas y sabor.

- **Tofu, Tempeh y Seitán:** Estos ingredientes son excelentes sustitutos de la carne en platos como estofados, fajitas o salteados. Puedes marinarlos y cocinarlos de diferentes formas para lograr una textura y sabor similar al de la carne. El **tofu** es suave y versátil, el **tempeh** tiene un sabor más fuerte y el **seitán** se parece más a la carne en textura.
- **Tip:** El tempeh y el tofu absorben muy bien las marinadas. Prueba dejarlos marinando durante al menos una hora en salsa de soja, aceite de oliva y especias antes de cocinarlos.
- **Legumbres:** Las lentejas, garbanzos y frijoles son opciones ricas en proteínas que funcionan genial en guisos, salsa boloñesa, y hamburguesas vegetales. Además, aportan mucha fibra, haciéndolos una alternativa saludable a la carne.
- Con estas sustituciones, puedes seguir disfrutando de las cenas que siempre has amado, pero ahora adaptadas para ser libres de alérgenos. Lo mejor de todo es que no tendrás que sacrificar el sabor ni la textura de tus platos favoritos. ¡Comer sin alérgenos puede ser igual de delicioso y variado!

Algunas recetas.

Tacos sin gluten con rellenos de frijoles negros y setas ostra.

Ingredientes:

8 tortillas de maíz (asegúrate de que sean 100% maíz, sin gluten)

1 taza de frijoles negros cocidos

200 gr. de setas ostra

1 cebolla morada, cortada en juliana

1 pimiento rojo, cortado en tiras

1 pimiento verde, cortado en tiras

1 diente de ajo, picado

1 taza de tomate triturado

1 cucharadita de comino en polvo

1 cucharadita de pimentón ahumado

1/2 cucharadita de chile en polvo (opcional)

Aceite de oliva

Sal y pimienta al gusto

Guacamole, para acompañar

Lechuga, col o zanahoria para acompañar

Cilantro fresco picado

Paso a paso:

En una sartén grande, calienta un poco de aceite de oliva a fuego medio y añade la cebolla, el ajo y los pimientos. Saltea durante unos 5 minutos hasta que estén tiernos.

Añade las setas cortadas a tiras a la sartén, junto con el comino, el pimentón ahumado, el chile en polvo, sal y pimienta. Cocina por otros 5 minutos, mezclando bien para que los sabores se integren.

Añade el tomate triturado y cocina por 5 minutos más. Por último, añade los frijoles negros cocidos y remueve.

Calienta las tortillas de maíz en una sartén o directamente sobre el fuego hasta que estén calientes y un poco tostadas.

Rellena cada tortilla con la mezcla. Añade guacamole, lechuga finamente picada, col o zanahorias ralladas (¡lo que más te guste!) y cilantro fresco por encima.

Consejos:

- **Tip:** Si prefieres un toque más crujiente, puedes rellenar las tortas y luego hornearlas durante 10 minutos.
- **Variante:** Puedes añadir una salsa fresca de tomate o mango para darle más frescura.

Salteado de quinoa con tofu y verduras al estilo asiático

Ingredientes:

1 taza de quinoa

200 g de tofu firme, cortado en cubos

1 zanahoria, en tiras finas

1 pimiento rojo, en tiras

1 brócoli pequeño, en floretes

1 cebolla verde (o cebolleta), en rodajas finas

2 cucharadas de salsa de soja sin gluten

1 cucharada de aceite de sésamo

1 diente de ajo picado

1 trozo pequeño de jengibre fresco, picado

1 cucharada de semillas de sésamo tostado

Sal y pimienta al gusto

Paso a paso:

Cocina la quinoa en una olla con 2 tazas de agua hasta que esté suave, aproximadamente 15 minutos. Escúrrela si es necesario y resérvala.

Mientras la quinoa se cocina, en una sartén grande, añade el aceite de sésamo y saltea el tofu hasta que esté dorado por todos lados. Retíralo y resérvalo.

En la misma sartén, agrega el ajo y el jengibre, y saltea por 1 minuto. Luego, añade las zanahorias, el pimiento rojo y el brócoli. Cocina por unos 5-7 minutos, hasta que las verduras estén tiernas, pero aún crujientes.

Añade la quinoa cocida a la sartén junto con el tofu dorado, la salsa de soja y las semillas de sésamo. Remueve bien durante 2 minutos para que todos los ingredientes se mezclen.

Sirve el salteado de quinoa con cebolla verde por encima para un toque fresco.

Consejos:

Tip: Escurre bien el tofu antes de cocinarlo, colocándolo entre papel absorbente y presionando suavemente para eliminar el exceso de líquido. Esto lo hará más crujiente al saltearlo.

Variante: Puedes añadir un toque picante con un poco de salsa de chile o agregar más verduras como calabacín o champiñones.

Fideos de arroz con salsa de coco y curry

Ingredientes:

200 g de fideos de arroz (sin gluten)

1 lata de leche de coco (400 ml)

2 cucharadas de pasta de curry rojo o verde (sin gluten)

1 cebolla, en rodajas finas

1 zanahoria, en rodajas

1 calabacín, en tiras

1 pimiento rojo, en tiras

1 cucharada de aceite de coco

1 cucharada de salsa de soja sin gluten

Jugo de 1 lima

Cilantro fresco picado

Sal y pimienta al gusto

Paso a paso:

Cocina los fideos de arroz según las instrucciones del paquete. Escúrrelos y resérvalos.

En una sartén grande, calienta el aceite de coco a fuego medio. Añade la cebolla y saltea hasta que esté transparente.

Añade las zanahorias, el pimiento y el calabacín, y cocina por 5-7 minutos hasta que estén tiernos.

En un tazón pequeño, mezcla la leche de coco con la pasta de curry y la salsa de soja. Vierte esta mezcla sobre las verduras en la sartén y deja que hierva a fuego lento por 5 minutos.

Añade los fideos de arroz cocidos a la sartén y mézclalos bien con la salsa de coco y curry. Cocina por 2-3 minutos más.

Sirve los fideos con un poco de jugo de lima y cilantro fresco por encima.

Consejos:

Tip: Ajusta el nivel de picante del curry según tu gusto. Si prefieres un plato más suave, reduce la cantidad de pasta de curry.

Variante: Puedes agregar proteínas como tofu o garbanzos para hacer el plato más sustancioso.

Ensalada tibia de lentejas con espinacas y aderezo de tahini

Ingredientes:

1 taza de lentejas cocidas

2 tazas de espinacas frescas

1 zanahoria, rallada

1 pepino, en rodajas

1 cebolla morada, en rodajas finas

2 cucharadas de aceite de oliva

Jugo de 1 limón

2 cucharadas de tahini

1 diente de ajo picado

Agua (para ajustar la consistencia del aderezo)

Sal y pimienta al gusto

Semillas de sésamo (para decorar)

Paso a paso:

En un tazón grande, mezcla las lentejas cocidas con las espinacas, la zanahoria rallada, el pepino y la cebolla morada.

En un tazón pequeño, prepara el aderezo mezclando el tahini, el jugo de limón y el ajo picado. Añade agua poco a poco hasta obtener una consistencia suave y cremosa. Sazona con sal y pimienta al gusto.

Vierte el aderezo sobre la ensalada tibia de lentejas y mezcla bien.

Decora con semillas de sésamo por encima antes de servir.

Consejos:

Tip: Si las lentejas se han enfriado, puedes darles un toque de calor en el microondas o sartén antes de añadirlas a la ensalada para mantener el contraste de tibio y fresco.

Variante: Añade frutos secos tostados como nueces o almendras para darle un toque crujiente.

Si quieres hacer Tahini casero, sólo tienes que tostar sésamo y triturarlo añadiendo aceite hasta conseguir la textura de la salsa.

¡Espero que disfrutes preparando y degustando estas recetas saludables y sin alérgenos! Tu creatividad será el siguiente paso.

Capítulo 8

Repostería Sin Alérgenos: Endulzando la Vida Sin Complicaciones

Este capítulo abordará cómo preparar postres y dulces sin los ingredientes que más comúnmente causan alergias, como el huevo, la leche, el gluten y los frutos secos. Ofrecerá recetas que no solo son deliciosas, sino que también preservan las texturas y sabores de la repostería tradicional, usando sustitutos que cualquier persona con alergias o intolerancias puede disfrutar. Se incluirán técnicas y consejos clave para lograr masas esponjosas, cremosos rellenos y coberturas irresistibles sin comprometer la calidad. Y no podía faltar mi receta estrella de tarta de chocolate, la cuál mi hija quiere en todas sus fiestas.

1.Introducción a la Repostería Sin Alérgenos

Desafíos y Oportunidades

La repostería, un arte culinario que muchos disfrutan, puede parecer un desafío cuando hablamos de alergias o intolerancias alimentarias. Ingredientes clave como el huevo, la leche, el gluten y los frutos secos son fundamentales en muchas recetas tradicionales, proporcionando estructura, sabor y textura. Por esta razón, muchas personas con alergias alimentarias o intolerancias suelen pensar que deben renunciar a los postres o que las alternativas no serán igual de satisfactorias.

Pero, ¿es realmente un obstáculo tan grande? ¡Para nada! Aunque la repostería sin alérgenos puede tener una curva de aprendizaje, también es una oportunidad para ser creativos en la cocina. Las restricciones nos obligan a pensar de manera diferente, a experimentar con nuevos ingredientes y técnicas, lo que puede llevarnos a descubrir sabores y texturas que no habríamos explorado de otro modo.

Además, la repostería sin alérgenos no solo es apta para quienes tienen alergias o intolerancias. Muchas de las alternativas que se usan para sustituir los ingredientes clásicos pueden aportar beneficios adicionales: más nutrientes, menos azúcar refinado, y en algunos casos, versiones más ligeras y saludables de los postres tradicionales. Por ejemplo, un brownie sin gluten ni lácteos no solo es adecuado para personas con alergias, sino que puede convertirse en una opción deliciosa y más saludable para cualquiera que quiera reducir el consumo de estos ingredientes.

Desafíos Comunes:

Sustituciones que no siempre funcionan igual: Cada ingrediente cumple una función específica. El huevo da esponjosidad a las masas, la mantequilla aporta sabor y textura, el gluten brinda elasticidad y cohesión. Pero al aprender a trabajar con sustitutos, podemos lograr texturas similares con un poco de práctica.

Texturas diferentes: Las harinas sin gluten y los sustitutos de lácteos o huevos pueden cambiar la textura y consistencia de las masas, haciendo que la repostería sin alérgenos tenga un comportamiento distinto. Sin embargo, esto no significa que sea peor, solo diferente. ¡Incluso podrías sorprenderte con lo esponjosos que pueden quedar algunos pasteles sin huevo!

Equilibrar sabores y propiedades nutritivas: A veces, al sustituir ingredientes alérgenos, podríamos perder algunos sabores o nutrientes. Pero esta es la oportunidad de añadir otros ingredientes que mejoren el perfil nutricional de las recetas. Por ejemplo, al sustituir la mantequilla por aceite de coco o puré de aguacate, no solo estamos evitando los lácteos, sino que estamos añadiendo grasas saludables.

Oportunidades:

Creatividad sin límites: La repostería sin alérgenos te invita a ser más inventivo. Por ejemplo, puedes experimentar con harinas alternativas como la de almendra, la de coco o la de arroz, que aportan sabores únicos a tus postres. Lo mismo sucede con los endulzantes: el azúcar de coco o la miel pueden reemplazar el azúcar refinado, ofreciendo nuevos matices en el sabor.

Nuevos ingredientes con beneficios adicionales: El uso de ingredientes como semillas de chía o lino como sustitutos del huevo no solo resuelve el problema de las alergias, sino que también enriquece la receta con fibra y ácidos grasos omega-3. Del mismo modo, las leches vegetales como la de almendra o avena pueden aportar nutrientes que no se encuentran en los lácteos tradicionales.

Recetas aptas para todos: Una gran ventaja de la repostería sin alérgenos es que crea postres que más personas pueden disfrutar. Ya no tendrás que preocuparte en fiestas o reuniones sobre quién puede o no probar el postre; ¡con recetas adaptadas a diversas necesidades, todos pueden disfrutar de la mesa dulce!

En resumen, aunque la repostería sin alérgenos puede parecer un reto al principio, está llena de oportunidades para descubrir nuevos sabores, técnicas y postres deliciosos que van más allá de las tradicionales restricciones de la repostería clásica. ¡Así que no te desanimes y prepárate para disfrutar creando dulces deliciosos para todos!.

2. Técnicas Esenciales para Repostería Sin Alérgenos

La repostería sin alérgenos requiere adaptaciones específicas para mantener la textura, el sabor y la apariencia de los postres tradicionales. A continuación, exploraremos técnicas clave para asegurar que tus creaciones no pierdan esa esponjosidad, cremosidad o cohesión tan deseadas, a pesar de no contar con ingredientes clásicos como huevos, gluten o lácteos.

Cómo Lograr la Esponjosidad Sin Huevo

El huevo es un ingrediente clave en la repostería tradicional por su capacidad de aportar estructura y esponjosidad a las masas. Sin embargo, existen varios sustitutos que, cuando se manejan correctamente, pueden replicar estos efectos. Aquí tienes algunas técnicas:

Sustitutos del huevo:

- **Semillas de chía o linaza:** Mezcla 1 cucharada de semillas molidas con 3 cucharadas de agua por cada huevo que quieras reemplazar. Deja reposar unos minutos hasta que espese y adquiera una consistencia gelatinosa. Este sustituto es ideal para galletas, brownies y bizcochos, ya que ayuda a unir la masa y a mantenerla húmeda.
- **Puré de plátano o manzana:** Para recetas dulces como muffins, bizcochos o panes rápidos, el puré de plátano o manzana funciona muy bien. Usa 1/4 de taza de puré por cada huevo. Además, aporta un toque de dulzor natural y ayuda a mantener la humedad.
- **Tofu sedoso:** El tofu sedoso batido puede funcionar como sustituto del huevo en recetas como tartas o quiches. Usa 1/4 de taza de tofu por cada huevo. Aporta una textura suave y cremosa, perfecta para postres más densos.

Técnicas para lograr esponjosidad:

- **Incorporar aire en la masa:** Si tu receta no lleva huevo, es importante incorporar suficiente aire en la masa. Puedes hacerlo batiendo bien los ingredientes húmedos, como las leches vegetales o aceites, con el azúcar o los endulzantes. De esta manera, la masa queda más aireada y esponjosa.
- **Bicarbonato de sodio y vinagre:** Para conseguir ese efecto "levante" que proporciona el huevo, puedes mezclar una pequeña cantidad de bicarbonato de sodio con vinagre. Esta combinación genera una reacción que libera burbujas de gas, ayudando a que la masa crezca y quede ligera.

Consejos para Lograr una Masa Homogénea Sin Gluten

El gluten es la proteína que aporta elasticidad y cohesión a las masas de pan y repostería. Al trabajar con harinas sin gluten, se puede perder esa cohesión, pero con las técnicas adecuadas es posible lograr masas homogéneas y bien integradas.

Aglutinantes:

- **Goma xantana o goma guar:** Estas gomas vegetales son esenciales para imitar la elasticidad que el gluten aporta. La goma xantana, por ejemplo, ayuda a unir los ingredientes y proporciona elasticidad a la masa. Usa aproximadamente 1/2 a 1 cucharadita por cada taza de harina sin gluten.
- **Psyllium:** El psyllium en polvo también es excelente para dar estructura y cohesión a las masas sin gluten. Aporta elasticidad y ayuda a que la masa sea más manejable, sobre todo en panes y galletas. Añade 1-2 cucharaditas a las mezclas de harinas sin gluten.

Mezclas de harinas sin gluten:

Las harinas sin gluten funcionan mejor cuando se combinan. Por ejemplo, una mezcla de harina de arroz, harina de almendra y harina de tapioca puede proporcionar una textura más cercana a la del trigo.

Asegúrate de tamizar bien las harinas para eliminar cualquier grumo y garantizar que se mezclen de manera homogénea.

Consejo: Deja reposar la masa unos minutos después de mezclarla para que los ingredientes sin gluten absorban bien los líquidos. Esto puede ayudar a mejorar la textura final.

Manejo de la masa:

A diferencia de las masas con gluten, las masas sin gluten no necesitan un amasado intensivo. En lugar de eso, mezcla los ingredientes lo justo para que se integren.

Fermentación: Las masas sin gluten tienden a necesitar más tiempo de fermentación. Si usas levadura, deja que la masa repose en un lugar cálido durante más tiempo que una masa convencional.

Cremas y Rellenos Sin Lácteos

Crear rellenos cremosos sin lácteos puede parecer un reto, pero hay técnicas y alternativas que te permiten obtener resultados deliciosos, igual de suaves y sabrosos que las versiones tradicionales con leche o mantequilla.

Leches vegetales:

- **Leche de coco:** Esta es una de las mejores opciones para rellenos cremosos gracias a su alto contenido en grasa. Funciona muy bien en cremas pasteleras, flanes y rellenos tipo natilla.
- **Leche de almendra o avena:** Si prefieres una opción más ligera, estas leches también son útiles, pero es recomendable añadir algún espesante como maicena o agar-agar para lograr la consistencia adecuada.

Grasas saludables:

- **Aceite de coco:** Funciona de maravilla en la repostería sin alérgenos, especialmente para cremas y coberturas. Al enfriarse, el aceite de coco se solidifica, lo que ayuda a que las cremas mantengan su forma y textura.
- **Aguacate:** Para cremas de chocolate, el aguacate es un sustituto fantástico. Aporta una textura suave y cremosa sin alterar demasiado el sabor si se combina con cacao.

Espesantes naturales:

- **Agar-agar:** Este gelificante natural es perfecto para espesar cremas sin necesidad de añadir lácteos. Disuelve el agar-agar en líquidos calientes (como leche vegetal) y deja que se enfríe para obtener una textura firme y cremosa.
- **Maicena o fécula de tapioca:** Estas son soluciones comunes para espesar rellenos y cremas sin lácteos. La clave está en disolverlas bien en líquidos fríos antes de añadirlas a las recetas para evitar grumos.

Con estas técnicas, puedes preparar postres sin alérgenos que mantengan una textura y sabor increíbles, permitiéndote disfrutar de todas las delicias de la repostería sin sacrificar nada.

E vamos a reinventar algunos clásicos de la repostería, adaptándolos para que sean aptos para personas con alergias alimentarias. A pesar de que puede parecer un reto al principio, descubrirás que es posible hacer postres deliciosos sin gluten, lácteos, huevos, frutos secos u otros alérgenos comunes. También incluiremos algunas recetas más complejas para quienes quieran un desafío extra, sin perder de vista el sabor y la textura.

Recetas Clásicas Reinventadas

Tarta de chocolate para cumpleaños

En esta receta quitaremos el gluten, el huevo y la lactosa, si la quisieras hacer sin huevo, por ejemplo, las cantidades que usaríamos serían las mismas, pero con leche de vaca y harina normal de trigo.

Ingredientes:

230 gr de harina de trigo sarraceno (es sin gluten)

320 gr. azúcar o 250 ml. Miel.

3 plátanos

85 gr. de cacao puro.

12 gr. bicarbotato.

5 gr. de levadura.

5 gr. de sal.

240 ml. de leche (soja o arroz)

120ml. aceite girasol

10 ml. vainilla.

240 ml. agua caliente.

Paso a paso:

Batimos los plátanos junto al azúcar, incorporamos el aceite y luego la leche.

Agregamos la vainilla.

Agregamos la harina con el cacao, la levadura, el bicarbonato, todo tamizado y la pizca de sal.

Una vez que tenemos la masa lista añadimos por último el agua caliente.

Vertemos la mezcla en un molde, y al horno 50-60 min. A 180°C

Consejo: El relleno, y la cobertura de la tarta ya la hacemos de lo que más nos guste, yo personalmente uso una nata vegetal, libre de lactosa. ¡Y queda realmente deliciosa!

Brownies Sin Gluten Ni Frutos Secos

Estos brownies son una opción ideal para los amantes del chocolate que no pueden consumir ni gluten ni frutos secos.

Ingredientes:

1 taza de harina de garbanzo o avena

1/2 taza de cacao en polvo

1/2 taza de aceite de coco derretido

1 taza de azúcar de coco o panela

2 "huevos" de chía (1 cucharada de chía molida + 3 cucharadas de agua por cada huevo)

1 cucharadita de extracto de vainilla

1/4 cucharadita de bicarbonato de sodio

1 pizca de sal

Paso a paso:

Precalienta el horno a 180°C y engrasa un molde.

Mezcla las semillas de chía con el agua y deja reposar 5 minutos.

En un bol grande, mezcla el aceite de coco con el azúcar hasta que esté bien integrado.

Añade el cacao en polvo, la vainilla y los "huevos" de chía.

Incorpora la harina de garbanzo o avena, el bicarbonato y la sal.

Vierte la mezcla en el molde y hornea durante 20-25 minutos.

Deja enfriar antes de cortar.

Consejo: Si quieres darle un toque extra de dulzura, puedes añadir trozos de chocolate vegano o frutas secas si no tienes alergias a ellas.

Tarta de Manzana Vegana

Una versión deliciosa y saludable de la clásica tarta de manzana, sin gluten, sin lácteos y sin huevo.

Ingredientes:

Para la masa:

1 taza de harina de arroz

1/2 taza de harina de almendras

1/4 taza de aceite de coco

1/4 taza de agua fría.

Para el relleno:

3 manzanas peladas y en rodajas finas

2 cucharadas de azúcar de coco

1 cucharadita de canela

1 cucharada de jugo de limón.

Paso a paso:

Precalienta el horno a 180°C.

Mezcla las harinas con el aceite de coco hasta obtener una masa arenosa.

Añade el agua poco a poco hasta formar una bola de masa. Deja enfriar en la nevera por 30 minutos.

Para el relleno, mezcla las manzanas con el azúcar, canela y jugo de limón.

Extiende la masa en un molde para tartas y coloca las manzanas encima.

Hornea durante 35-40 minutos o hasta que la masa esté dorada.

Consejo: Sirve con un poco de crema de coco batida para un toque más indulgente.

Muffins de Arándanos Sin Gluten

Estos muffins son esponjosos y ligeros, perfectos para desayunos o meriendas.

Ingredientes:

1 taza de harina de arroz o avena

1/2 taza de aceite de coco

1/2 taza de azúcar de coco o sirope de agave

1/4 taza de leche de almendras

1 cucharadita de polvo de hornear

1 cucharadita de extracto de vainilla

1 taza de arándanos frescos

Paso a paso:

Precalienta el horno a 180°C y prepara un molde para muffins.

Mezcla el aceite de coco con el azúcar hasta que esté bien combinado.

Añade la leche de almendras y la vainilla, luego la harina y el polvo de hornear.

Incorpora los arándanos con suavidad.

Llena los moldes y hornea por 20-25 minutos.

Consejo: Puedes añadir un crumble hecho con avena, azúcar de coco y aceite de coco para darle un toque crujiente por encima.

Bizcocho de Chocolate Sin Gluten Y Sin Lácteos

Este bizcocho es suave y húmedo gracias a la leche de coco y la harina de almendras.

Ingredientes:

1 taza de harina de almendras

1/2 taza de cacao en polvo

1/2 taza de azúcar de coco

1/2 taza de leche de coco

1 cucharadita de polvo de hornear

1 cucharadita de extracto de vainilla

Paso a paso:

Precalienta el horno a 180°C y engrasa un molde para bizcocho.

Mezcla la harina de almendras, el cacao y el polvo de hornear.

En otro bol, mezcla la leche de coco, azúcar y vainilla.

Incorpora los ingredientes secos a los húmedos y mezcla bien.

Hornea durante 25-30 minutos o hasta que al insertar un palillo, salga limpio.

Consejo: Añade un glaseado de chocolate hecho con chocolate vegano y leche de coco para un toque más decadente.

Tarta de Limón Sin Alérgenos

Una versión sin gluten ni lácteos de la clásica tarta de limón.

Base: Hecha con una mezcla de harina de almendra, avena y aceite de coco.

Relleno: Una crema de limón a base de leche de coco, endulzada con sirope de agave y espesada con agar-agar.

Consejo: La clave está en controlar bien la cantidad de agar-agar para que el relleno tenga la textura perfecta.

Cheesecake Vegano

Para aquellos que aman el cheesecake pero no pueden consumir lácteos ni frutos secos, ofrecemos una versión vegana con alternativas a los anacardos, como tofu sedoso o semillas de girasol.

Ingredientes

Base:

1 taza de almendras o nueces (o sustituto como semillas de girasol para quienes tienen alergia a los frutos secos)

1 taza de dátiles sin hueso, remojados en agua caliente durante 10 minutos

1/4 cucharadita de sal

Relleno:

1 1/2 tazas de anacardos remojados en agua durante 4 horas o en agua caliente durante 1 hora

1/2 taza de leche de coco (parte espesa)

1/3 taza de aceite de coco derretido

1/3 taza de sirope de agave o jarabe de arce

Jugo de 1 limón

1 cucharadita de extracto de vainilla

Cobertura (opcional):

Frutas frescas, mermelada de frutos rojos o de frambuesa

Instrucciones

Preparar la base:

Escurre los dátiles y colócalos en un procesador de alimentos junto con las almendras o las semillas y la sal. Procesa hasta obtener una mezcla pegajosa y granulada.

Presiona esta mezcla en el fondo de un molde desmontable (preferiblemente de 18 cm de diámetro) y refrigera mientras preparas el relleno.

Preparar el relleno:

Escurre los anacardos remojados y colócalos en el procesador de alimentos.

Añade la leche de coco, el aceite de coco derretido, el sirope de agave, el jugo de limón y el extracto de vainilla. Procesa hasta obtener una mezcla muy suave y cremosa.

Vierte la mezcla sobre la base en el molde y alisa la superficie con una espátula.

Enfriar: Coloca el cheesecake en el congelador y déjalo reposar durante al menos 4 horas, o hasta que esté firme.

Servir: Saca el cheesecake del congelador unos 15 minutos antes de servir para que se ablande ligeramente.

Decora con frutas frescas, mermelada o frutos rojos.

Consejos

Para más cremosidad: Usa solo la parte espesa de la leche de coco.

Almacenamiento: Guarda el cheesecake en el congelador y descongélalo ligeramente antes de servir.

Este cheesecake es versátil y perfecto para quienes buscan un postre sin alérgenos, con una textura suave y un sabor increíblemente parecido al tradicional.

El tofu sedoso es una opción versátil para crear rellenos suaves y cremosos. Añade leche de coco para darle ese toque denso que todo buen cheesecake debe tener.

Estas recetas muestran que es posible disfrutar de los clásicos de la repostería sin comprometer el sabor ni la textura, adaptándolos para personas con alergias alimentarias.

4. Sustituciones Creativas en Decoraciones y Coberturas

Aquí, exploraremos cómo darles ese toque final a tus postres sin recurrir a ingredientes alérgenos comunes como los lácteos o el azúcar refinado. No hay necesidad de renunciar a las coberturas cremosas o glaseados dulces solo porque estás evitando ciertos ingredientes. Con algunas alternativas creativas, lograrás postres igual de bonitos y deliciosos.

Glaseados y Coberturas Sin Lácteos

A veces, el mayor reto en la repostería sin alérgenos es lograr ese toque cremoso o brillante que suelen tener las decoraciones de los postres. Pero hay muchas alternativas que pueden sustituir la mantequilla y la crema tradicionales sin perder textura ni sabor.

Glaseado de Leche de Coco

El glaseado a base de leche de coco es una excelente alternativa para aquellos que no pueden consumir lácteos. Además, aporta un sabor suave y una textura ligera.

Ingredientes:

1 lata de leche de coco (solo la parte espesa)

2 cucharadas de sirope de agave o miel (opcional)

1 cucharadita de extracto de vainilla

Paso a paso:

Coloca la parte espesa de la leche de coco en un bol y bate con una batidora de mano.

Añade el sirope de agave y la vainilla, y continúa batiendo hasta que la mezcla esté suave y cremosa.

Refrigera durante 30 minutos para que espese antes de usarlo como cobertura.

Consejo: Este glaseado es perfecto para cupcakes o tartas. Si quieres un toque más dulce, puedes agregar un poco de azúcar glas sin refinar o azúcar de coco.

Cobertura de Chocolate Vegano

Si lo que buscas es una cobertura de chocolate rica y cremosa, el chocolate vegano y la leche de coco pueden hacer maravillas.

Ingredientes:

200 g de chocolate negro

1/2 taza de leche de coco

1 cucharada de aceite de coco

Paso a paso:

Derrite el chocolate al baño maría.

Añade la leche de coco y el aceite de coco, y mezcla bien hasta obtener una consistencia homogénea.

Deja enfriar ligeramente antes de verter sobre el postre.

Consejo: Si buscas un acabado brillante, añade un toque de sirope de agave o jarabe de maíz.

También si queremos algo más rápido, ponemos dátiles en remojo en agua caliente y cuando estén blanditos lo ponemos en un procesador de alimentos con cacao y algo de agua del remojo (según la consistencia que queramos) y trituramos. Obtendremos una crema deliciosa.

Cremas y Rellenos Veganos

Las cremas sin lácteos no tienen que ser complicadas, y con ingredientes sencillos puedes crear rellenos y coberturas suaves y deliciosas.

Crema Vegana de Anacardos

Esta crema es ideal para tartas y cheesecakes veganos, pero también funciona muy bien como cobertura.

Ingredientes:

1 taza de anacardos remojados

1/4 taza de leche de almendras

2 cucharadas de sirope de agave

1 cucharadita de jugo de limón

Paso a paso:

Remoja los anacardos en agua caliente durante al menos 2 horas.

Escurre los anacardos y licúa junto con la leche de almendras, el sirope y el jugo de limón hasta que quede una mezcla suave y cremosa.

Úsala como relleno para tartas o como cobertura para cupcakes.

Consejo: Si no puedes consumir frutos secos, puedes sustituir los anacardos por tofu sedoso para una crema igual de suave.

Decoraciones con Frutas y Compotas

A veces, las decoraciones más sencillas son las más bonitas. Usar frutas frescas o compotas caseras no solo aporta color, sino también un sabor natural y saludable a los postres.

Frutas Frescas

Las frutas frescas son un clásico en la decoración de postres, pero si quieres algo más creativo, prueba a hacer cortes especiales o a combinar colores vibrantes.

Frutas como: Fresas, frambuesas, rodajas de kiwi, arándanos o rodajas de plátano funcionan muy bien en tartas y cupcakes.

Consejo: Si usas frutas como plátanos o manzanas que tienden a oxidarse, añade unas gotas de limón para mantener su color.

Compotas Caseras

Las compotas son una opción versátil que puedes usar como decoración o relleno.

Compota de Frutas Mixtas:

1 taza de frutas frescas (fresas, frambuesas, etc.)

1 cucharada de azúcar de coco

1 cucharadita de jugo de limón

Paso a paso:

Cocina las frutas a fuego medio junto con el azúcar y el jugo de limón hasta que las frutas se deshagan y se forme una compota.

Usa la compota como relleno de tartas o para decorar la parte superior de un bizcocho.

Consejo: Si quieres una compota más espesa, puedes agregar un poco de almidón de maíz disuelto en agua.

Cremas con Aguacate

El aguacate es un ingrediente sorprendente en la repostería vegana. Puedes usarlo para hacer mousses o coberturas saludables, gracias a su textura cremosa.

Cobertura de Aguacate y Chocolate:

1 aguacate maduro

2 cucharadas de cacao en polvo

2 cucharadas de sirope de agave

1 cucharadita de extracto de vainilla

Paso a paso:

Mezcla todos los ingredientes en una batidora hasta obtener una mezcla homogénea.

Usa esta crema como cobertura para cupcakes o tartas.

Consejo: El aguacate se oscurece rápidamente, por lo que es recomendable usar la cobertura el mismo día que la prepares.

Con estas ideas de sustituciones y decoraciones creativas, podrás
seguir disfrutando de postres visualmente atractivos y deliciosos,
incluso si estás evitando alérgenos. La clave está en experimentar con
ingredientes naturales y saludables, que no solo sustituyen a los
tradicionales, sino que también aportan nuevas texturas y sabores.

5. Tips y Trucos para No Fallar en la Repostería Sin Alérgenos

La repostería sin alérgenos puede parecer complicada al principio,
pero con algunos consejos clave, podrás evitar los errores más
comunes y disfrutar de postres deliciosos y perfectamente elaborados.
A continuación, te ofrecemos algunos tips y trucos para que tus
masas salgan siempre bien, cómo ajustar las proporciones de los
ingredientes, cómo almacenar tus creaciones, y cómo evitar los
errores más frecuentes.

Ajustes en las Proporciones de Líquidos y Harinas

Uno de los mayores retos al trabajar con harinas sin gluten o
sustitutos del huevo es mantener la consistencia adecuada de la masa.
Sin gluten, las masas tienden a ser más secas, y sin huevo, pueden
perder la esponjosidad. Aquí te explicamos cómo ajustar las
proporciones de líquidos y harinas para conseguir resultados óptimos.

- **Harinas Sin Gluten:** Las harinas sin gluten tienden a
  absorber más líquido que las harinas de trigo, por lo
  que necesitarás ajustar las cantidades de líquidos en la
  receta. Un buen punto de partida es añadir entre un
  10% y un 20% más de líquido del que pide la receta
  original.
  Consejo: Si la receta te pide 1 taza de líquido, añade
  1/4 de taza extra para asegurar que la masa no quede
  seca.
- **Sustitutos del Huevo:** Los sustitutos del huevo,
  como el puré de plátano, el puré de manzana o la
  linaza, suelen añadir humedad a las masas. Sin
  embargo, es posible que necesites reducir la cantidad
  de otros líquidos en la receta si usas estos ingredientes.

Consejo: Por cada huevo que reemplaces, ajusta los líquidos en aproximadamente 2-3 cucharadas menos para equilibrar la masa.

Cómo Almacenar los Postres Sin Alérgenos para Mantener su Frescura

A diferencia de los postres tradicionales, los que están libres de alérgenos tienden a secarse más rápidamente o a perder su textura esponjosa debido a la falta de gluten, lácteos o huevos. Aquí tienes algunos trucos para almacenarlos correctamente y mantener su frescura.

- **Congelación**: Muchos postres sin alérgenos, como panes y muffins, se congelan muy bien. Asegúrate de envolver cada pieza individualmente en papel film o almacenarlas en bolsas herméticas para congelar. De esta manera, puedes descongelar solo lo que necesites sin comprometer la frescura del resto.
  Consejo: Para descongelar, saca los postres del congelador y déjalos a temperatura ambiente durante unas horas o caliéntalos en el horno a baja temperatura durante 10-15 minutos.
- **Almacenamiento a Temperatura Ambiente**: Si prefieres almacenar tus postres a temperatura ambiente, asegúrate de mantenerlos en un recipiente hermético y, si es posible, colócalos en un lugar fresco y seco.
  Consejo: Si notas que los postres empiezan a secarse, caliéntalos brevemente en el microondas con un vaso de agua al lado para que recuperen algo de humedad.
- **Refrigeración**: Si preparas postres con ingredientes frescos como frutas o cremas sin lácteos, es mejor refrigerarlos. En este caso, guárdalos en un recipiente hermético y consúmelos en un máximo de 2-3 días para evitar que pierdan sabor o textura.

Errores Comunes y Cómo Evitarlos

A veces, los postres sin alérgenos no salen como esperábamos, pero la mayoría de estos errores se pueden evitar con algunos ajustes y trucos. Aquí te mostramos los problemas más comunes y cómo solucionarlos.

- **Masas Demasiado Secas**: Uno de los problemas más comunes con las harinas sin gluten es que las masas pueden quedar secas y quebradizas. Si esto ocurre, es probable que no hayas añadido suficiente líquido o que la receta necesite más grasa.
  Solución: Añade un poco más de líquido (como leche vegetal) o incorpora una grasa adicional, como aceite de coco o margarina vegetal, para dar más humedad a la masa.
- **Postres Que No Suben**: Al eliminar el huevo o el gluten, es común que las masas no suban tanto como en la repostería tradicional. A menudo, esto se debe a una falta de estructura en la masa o a un tiempo de horneado inadecuado.
  Solución: Utiliza aglutinantes como la goma xantana o el psyllium para ayudar a que la masa se mantenga unida y suba correctamente. También asegúrate de no abrir el horno durante el proceso de horneado, ya que esto puede hacer que los postres pierdan volumen.
- **Masa Pegajosa o Demasiado Líquida**: Si tu masa es demasiado líquida o pegajosa, es posible que hayas añadido demasiados líquidos o que las harinas sin gluten no se hayan integrado bien.
  Solución: Añade pequeñas cantidades de harina adicional para espesar la masa y asegúrate de mezclar bien los ingredientes secos con los líquidos. Si la masa sigue pegajosa, déjala reposar unos minutos para que las harinas sin gluten absorban el líquido correctamente.
- **Textura Granulosa**: A veces, las harinas sin gluten pueden dejar una textura granulosa en los postres, lo que puede ser poco agradable.
  Solución: Tamiza las harinas antes de usarlas para asegurarte de que se mezclen de manera uniforme con

los otros ingredientes. También puedes experimentar con diferentes mezclas de harinas sin gluten para encontrar una combinación que ofrezca una textura más suave.

Siguiendo estos consejos y trucos, podrás mejorar tu técnica en la repostería sin alérgenos y evitar los errores más comunes. La clave es practicar, ajustar las recetas a tu gusto y no tener miedo de experimentar con diferentes ingredientes hasta encontrar la combinación perfecta para tus postres.

Ideas para Profundizar

Después de dominar las técnicas y los trucos básicos de la repostería sin alérgenos, ¡es hora de ser creativos y experimentar! Aquí te damos algunas ideas para llevar tus habilidades al siguiente nivel, personalizando tus recetas y preparando postres para ocasiones especiales que no solo sean deliciosos, sino que también cumplan con todas las restricciones alimentarias.

Consejos para Personalizar Recetas

Uno de los mayores beneficios de la repostería sin alérgenos es la flexibilidad que ofrece. Puedes ajustar las recetas no solo para hacerlas más saludables o adecuadas para alergias específicas, sino también para adaptarlas a tus gustos personales. Aquí tienes algunas sugerencias para personalizar tus recetas:

- **Sustituciones por Otros Alérgenos**: Si una receta utiliza frutos secos, como en una tarta de anacardos o en un brownie con nueces, pero alguien tiene alergia a ellos, puedes optar por semillas como las de girasol o de calabaza. Estas brindan un toque crujiente y son libres de alérgenos comunes como los frutos secos. **Consejo:** En recetas que requieren almendras molidas, prueba usar harina de coco o de avena si tienes que evitar los frutos secos, ajustando la cantidad de líquido para mantener la textura adecuada.

- **Sustituye el Maíz**: El maíz es otro ingrediente que puede causar alergias en algunas personas. Si una receta lleva almidón de maíz o harina de maíz, prueba sustituirlo con almidón de patata, tapioca o arrurruz, que tienen propiedades similares para espesar y dar textura a las masas o rellenos.
  Consejo: Si estás usando harina de maíz en un bizcocho o muffin, la harina de sorgo o de arroz puede ser un excelente reemplazo, manteniendo la textura ligera y aireada.

- **Ajustes para Gustos Personales**: No tengas miedo de jugar con los sabores. Si te encantan los postres más dulces, puedes agregar un toque extra de endulzantes naturales como miel, jarabe de agave o sirope de arce. ¿Prefieres algo más suave? Usa puré de frutas como plátano o manzana para dar un dulzor natural sin añadir azúcar.
  Consejo: En recetas de chocolate, prueba con diferentes tipos de cacao o incorpora especias como canela, jengibre o incluso una pizca de sal marina para intensificar los sabores.

Recetas Festivas Sin Alérgenos

Las celebraciones pueden ser un reto cuando tienes restricciones alimentarias, pero con las recetas adecuadas, es posible disfrutar de postres que no solo sean deliciosos, sino que también impresionen a todos. Aquí tienes algunas ideas de recetas festivas sin alérgenos para diferentes ocasiones.

- **Cumpleaños**: El pastel de cumpleaños es la estrella de la fiesta. Una opción fantástica es un Bizcocho de Vainilla sin Gluten y sin Lácteos, hecho con harina de avena y leche de coco, decorado con un glaseado sin lácteos a base de margarina vegetal y azúcar glas. Añade frutas frescas para una decoración saludable y colorida.
  Consejo: Para hacer un pastel de cumpleaños más especial, puedes añadir capas de relleno de compota de

frutas o crema vegana de chocolate, ¡y no te olvides de las velas!

- **Navidad**: Para las festividades navideñas, un Pan de Jengibre sin Gluten es perfecto. Puedes hacerlo con harina de almendras o de avena, y utilizar sirope de agave o melaza para darle ese sabor tradicional. Decóralo con un glaseado sin azúcar y sin lácteos, y galletas de jengibre para acompañar.
  Consejo: Si quieres hacer galletas navideñas sin gluten y sin alérgenos, usa moldes divertidos y decora con frutas deshidratadas o chispas de chocolate sin lácteos para un toque festivo.
- **Día de Acción de Gracias**: Un **Pastel de Calabaza Vegano** puede ser el centro de tu mesa. Hecho con harina de avena, leche de almendras y puré de calabaza, ofrece ese sabor otoñal típico de la temporada sin ningún alérgeno. La corteza puede hacerse con una mezcla de harina de arroz y avena, y un toque de aceite de coco para darle textura crujiente.
  Consejo: Para servir con estilo, acompaña el pastel con una crema batida vegana hecha a base de leche de coco y sirope de arce.
- **San Valentín**: Si quieres algo romántico, unos **Muffins de Chocolate sin Gluten** con fresas frescas son ideales. La combinación de harina de almendras y cacao puro, junto con un toque de leche vegetal, crea una delicia suave y esponjosa perfecta para compartir.
  Consejo: Puedes usar moldes en forma de corazón y decorar con un glaseado ligero de chocolate sin lácteos para darle un toque especial.

Con estas ideas para personalizar recetas y propuestas de postres festivos, ¡estás listo para conquistar la repostería sin alérgenos! Recuerda que el secreto está en ser creativo y disfrutar del proceso. La repostería sin alérgenos no solo te permite cocinar sin preocupaciones, sino que también te abre un mundo de posibilidades deliciosas para cada ocasión.

Capítulo Final

La Magia de Cocinar Sin Alérgenos

Al llegar al final de esta guía, es importante recordar lo que realmente he querido transmitir a lo largo de las páginas: este no es solo un libro de recetas. Es una puerta abierta a un mundo de posibilidades culinarias donde las restricciones alimentarias, ya sean alergias o intolerancias, no son un obstáculo, sino una invitación a ser más creativos en la cocina.

La cocina sin alérgenos puede parecer un desafío al principio. Sin embargo, lo que he intentado hacer en esta guía es demostrar que, con los conocimientos adecuados y una actitud abierta, podemos crear platos tan deliciosos y nutritivos como aquellos que contienen ingredientes tradicionales. **Este no es un libro de recetas al uso**, sino una colección de ideas, ejemplos y sustituciones para inspirarte a realizar cambios en los ingredientes de tus recetas favoritas, sin sacrificar sabor, textura o disfrute.

Más allá de las recetas: la clave es la creatividad

Cada capítulo te ha proporcionado sugerencias y sustituciones, desde harinas sin gluten hasta ingredientes para postres sin alérgenos. Pero el verdadero propósito es que, al terminar este libro, sientas la libertad de experimentar, modificar y crear tus propias versiones. Es posible que encuentres nuevas combinaciones que funcionen mejor para ti, o que adaptes recetas clásicas para hacerlas aún más deliciosas.

La clave está en tu creatividad. Puedes jugar con los ingredientes que has aprendido a usar, mezclar harinas, probar diferentes tipos de leches vegetales, y utilizar los aglutinantes que mejor se adapten a tu receta. Todo es un proceso de prueba y error, pero con cada intento, te acercarás más a la perfección culinaria que tanto disfrutas. Y lo mejor de todo es que estarás creando un entorno seguro y delicioso para quienes tienen alergias o intolerancias.

Un cierre lleno de sabor (y sin alérgenos)

A lo largo del libro hemos visto desde los ingredientes más básicos, como las harinas sin gluten, hasta técnicas más específicas para reemplazar el huevo en los postres o hacer panes sin alérgenos. También hemos hablado de los desafíos que conlleva la repostería y la panadería, pero siempre con soluciones prácticas que garantizan que tus recetas sigan siendo esponjosas, crujientes y deliciosas.

Pero este libro no es el final de tu viaje en la cocina sin alérgenos; es solo el comienzo. La verdadera magia empieza cuando te pones manos a la obra y creas tus propios platos. Cada ingrediente que sustituyes, cada receta que adaptas, es un paso más en tu dominio de la cocina sin alérgenos. Y, lo mejor de todo, es que puedes hacerlo de manera saludable, sin comprometer el sabor ni la experiencia de comer bien.

Inspírate y sigue explorando

Ahora te toca a ti. Usa los ejemplos y técnicas que has encontrado aquí como una base sólida, pero no tengas miedo de seguir investigando, probando y, sobre todo, disfrutando de la cocina. Tu creatividad es el ingrediente más importante de todos. Así que sigue experimentando con nuevas combinaciones, prueba diferentes sustituciones, y diviértete en el proceso.

La cocina sin alérgenos es un mundo lleno de sabor y texturas por descubrir, y lo mejor es que está al alcance de todos. Con la información de esta guía y tus propias ideas, puedes seguir creando platos que sean seguros para todos y que además estén llenos de amor y creatividad.

Gracias por acompañarme en este viaje culinario. Recuerda siempre que, aunque las restricciones alimentarias puedan parecer limitaciones, en realidad son oportunidades para reinventar tus platos favoritos y disfrutar de la magia de la cocina sin alérgenos.

¡Ahora es tu turno! ¡Ve y crea algo delicioso!